Klaus Martens

Heilung unerwünscht

Die dramatische Geschichte
eines Medikaments

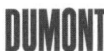

Namen einzelner Betroffener wurden geändert.

Erste Auflage 2009
© 2009 DuMont Buchverlag, Köln
Alle Rechte vorbehalten
Umschlag: Zero, München
Gesetzt aus der Adobe Garamond und der Trade Gothic
Satz: Fagott, Ffm
Gedruckt auf säurefreiem und chlorfrei gebleichtem Papier
Gesamtherstellung: CPI – Clausen & Bosse, Leck
Printed in Germany

ISBN 978-3-8321-9531-1

Für Yannick, der ein guter Arzt werden wird

Inhalt

Vorwort

Menschen mit Neurodermitis und Psoriasis sind geplagte Menschen. Die befallenen Hautflächen jucken und brennen, sie bluten und entzünden sich. In den kälteren Jahreszeiten verstecken lange Ärmel und Hosen die unansehnliche Haut an Armen und Beinen. Wenn aber die Neurodermitis am Hals und im Gesicht auftritt, verstecken sich die Menschen oft ganz. Sie meiden die Öffentlichkeit, fühlen sich stigmatisiert und isolieren sich.

Bisher gibt es kein Medikament, das Neurodermitis und Psoriasis beseitigen kann. Kortisonpräparate und Immunsuppressiva verschaffen meist nur vorübergehende Linderung und Besserung.

Dieses Buch erzählt die Geschichte eines Medikaments, das allein in Deutschland fünf Millionen Menschen helfen könnte. So viele leiden hierzulande an Neurodermitis und Psoriasis. Die Hautcreme, um die es geht, ist in der Lage, Ausschläge, Exzeme und Entzündungen der Haut zu beseitigen, und sie ist nach Stand der Erkenntnisse völlig frei von Nebenwirkungen. Deshalb ist sie auch für die vielen Säuglinge und Kinder geeignet, die entsetzlich unter der Hautkrankheit leiden.

Das Problem ist aber, dass es diese Creme nicht zu kaufen gibt. Seit 20 Jahren findet sich kein Pharmaunternehmen, das sie produzieren und vertreiben will. Bei der Suche nach den Gründen stößt man auf eine Branche, deren vorrangiges Ziel zu sein scheint, den Aktienkurs in die Höhe zu treiben.

Denn mit den teuren Kortisonpräparaten und Immunsuppressiva lässt sich mehr Geld machen als mit einer Creme, die viel weniger kosten würde und viele der herkömmlichen Medikamente überflüssig machen könnte.

Dass die bisherigen Mittel gegen Neurodermitis und Psoriasis z.b. die Gefahr von Hautkrebs bei den betroffenen Menschen erhöhen können, scheint die verantwortlichen Pharmaunternehmen nicht weiter zu irritieren. Risiken werden verharmlost und in Kauf genommen. »Heilung unerwünscht« scheint das Prinzip zu sein. Mit der Behandlung chronischer Krankheiten lässt sich sehr viel mehr Geld verdienen als mit Heilung und Genesung.

An den für sie erfolgreichen, das heißt umsatzstarken Medikamenten festzuhalten, ist für die Pharmabranche oberstes Ziel, selbst wenn Studien darauf hinweisen, dass ein Diabetes-Mittel zu Herzinfarkt führen kann oder ein Antidepressivum die Anwender möglicherweise in den Selbstmord treibt. Die Branche bringt längst nicht immer erst dann ein Mittel auf den Markt, wenn letzte Unklarheiten beseitigt sind. Sie verkauft auch Medikamente, deren Wirkung angezweifelt werden kann. Und sie setzt die Preise fest. Es stellt sich die Frage, warum Patienten oder Krankenkassen zugemutet wird, für eine Spritze statt sechs Euro 1500 Euro zu zahlen? Es stellt sich zudem die Frage, warum Pharmakonzerne die Zusammenarbeit mit Wissenschaftlern ablehnen, die nachweisen, dass bei der Medikamentierung weniger oft mehr ist?

Aus Sicht der Konzerne ist es nur logisch, sich gegen Produkte abzuschotten, die das eigene Geschäft bedrohen. Auch und gerade dann, wenn sie wirksamer und besser sind als die eigenen. Um ein solches Produkt geht es in diesem Buch. Ein höchst wirksames Mittel, das Wissenschaftler als »Juwel im Verborgenen« und selbst Manager der Pharmaindustrie hinter vorgehaltener Hand als »Aspirin für die Haut« bezeichnen. Dass es bis heute nicht in den Apotheken zu kaufen ist, liegt daran, dass Pharmafirmen es bis heute nicht produzieren wollten. Dieses Buch zeigt, dass dies keine Ausnahme und das Wohl der Patienten in vielen Fällen nicht das Prinzip in einem von wenigen Großunternehmen beherrschten Arzneimittelmarkt ist.

Aber es gibt eine Möglichkeit für Neurodermitis- und Psoriasis-Patienten, dennoch an das Medikament zu gelangen. Solange es nicht zu kaufen ist, dürfen Ärzte es nach der Rezeptur, wie sie in der Patentschrift steht, ihren Patienten verschreiben. Die genaue Zusammensetzung finden Sie in diesem Buch.

Ein Medikament kommt auf die Welt

Eine Entdeckung auf dem Kopierer

Irgendjemand musste die aufgeschlagene Zeitschrift versehentlich liegen gelassen haben. Während er für seine Examensarbeit ganze Kapitel eines Chemiebuchs Seite für Seite auf das Kopiergerät legte, streifte sein Blick den Artikel auf dem Kopierer nebenan. Der Medizinstudent Karsten Klingelhöller blieb an zwei Begriffen aus dem Text hängen, die ihm bekannt vorkamen. Der eine, das wusste er, stand für eine Krankheit, in deren Verlauf sich das Gehirn auflöste. Der andere war die Bezeichnung für ein Vitamin. Von funikulärer Myelose war die Rede und von Cyanocobalamin.

Was ihn neugierig machte, war die Kombination von beiden: Welche Bedeutung konnte ein Vitamin für die Auflösung von Gehirnzellen haben? Klingelhöller stellte sein Buch zurück in das Regal, nahm die Zeitschrift vom Kopierer und setzte sich an einen der Tische der Düsseldorfer Universitätsbibliothek.

Cyanocobalamin, ein Vitamin, das man auch mit dem Kürzel B12 bezeichnet, sei äußerst wirkungsvoll bei der Behandlung von zerstörten Körperzellen, insbesondere Hirnzellen, hieß es in dem Aufsatz. Eine hohe Dosierung mit B12, so sei in klinischen Versuchen nachgewiesen worden, könne sogar geschädigte Zellen wieder reparieren und Patienten von der Myelose heilen. Karsten Klingelhöller, der 24-jährige Student, war fasziniert von der These, die der Autor in dem Fachaufsatz aufstellte: Die Auflösung von Gehirnzellen kann nicht nur gestoppt, geschädigte Areale können sogar wiederhergestellt werden, und das nur durch Beigabe von Cyanocobalamin, Vitamin B12.

Als er die Zeitschrift wieder zurück auf den Kopierer legte, dachte er an seine Freundin Christa Berg. Sie hatten sich für den frühen Abend verabredet. Eigentlich hätte er längst zu ihr unterwegs sein müssen. Aber dass er jetzt an sie dachte, hatte nichts mit dem Verabredungstermin, sondern mit dem Aufsatz und dem Vitamin B12 zu tun. Seit Jahren litt Christa an Psoriasis, jener Schuppenflechte, die große Flächen ihrer Haut an Armen und Beinen befallen hatte und ihr das Leben schwer machte. Manchmal war der Juckreiz so groß, dass sie sich auf nichts anderes konzentrieren konnte. Nächtelang lag sie wach, weil die geschundene Haut sie so sehr quälte. Als Klingelhöller die Universitätsbibliothek verließ und sich auf den Weg zu ihr machte, kam ihm ein ungeheurer Gedanke – einer, der auf dramatische Weise sein weiteres Leben verändern würde. Noch während der Autofahrt konzentrierten sich seine Überlegungen um das Vitamin B12 auf eine Idee: Wenn B12 sogar geschädigte Hirnzellen reparieren kann, könnte es dann nicht auch zerstörten Hautzellen helfen, sich zu regenieren? Ist das Vitamin womöglich genau das, was Christas schmerzhaften, blutig roten Hautflächen fehlt? Ist B12 vielleicht das Mittel, das Menschen von ihrer Schuppenflechte befreien kann?

Noch am selben Abend erzählte Klingelhöller seiner Freundin von seiner Entdeckung und berichtete von dem Vitamin mit der Bezeichnung B12 und den wiederhergestellten Körperzellen. Und dann versprach er ihr, dass er sich das Cyanocobalamin besorgen und ihre Psoriasis damit behandeln würde.

Schon wenige Tage später kaufte der Medizinstudent in einer Apotheke ein purpurfarbenes kristallines Pulver: B12.

Im Labor des Fachbereichs Chemie an der Universität in Düsseldorf verflüssigte er es und zog es auf eine Spritze auf. Seine Freundin schrie vor Schmerzen, als er ihr später das Vitamin unter die durch die Schuppenflechte ohnehin schmerzempfindliche Haut injizierte.

In der Hoffnung, dass das Cyanocobalamin die Hautflächen von unten erreichen und regenerieren würde, wiederholte er die Injektions-Prozedur über mehrere Wochen. Bis auf die Schmerzen beim Einstechen der Injektionsnadeln blieb jede Wirkung aus. Daraufhin kaufte Klingelhöller für Christa B12 in Tablettenform und hoffte, dass das Vitamin von innen auf die kranken Hautflächen wirken würde. Aber die Psoriasis blieb. Auch nach allen erdenklichen Cobalamin-Konzentrationen in den Tabletten. Klingelhöller dachte fieberhaft über Alternativen nach. Vielleicht hatte bei seinen bisherigen Versuchen das B12 ja nur die kranken Zellen in der Haut nicht erreicht und war deshalb nicht zur Wirkung gekommen. Was wäre, wenn er die Psoriasis seiner Freundin von außen behandeln würde? Vermutlich, dachte er, gibt es eine Creme zu kaufen, die auch B12 enthält. Er fragte in Apotheken nach, suchte in Fachzeitschriften und forschte in den Produktübersichten. Vergeblich, eine Creme mit dem Vitamin B12 war nicht zu bekommen. Klingelhöller fing noch mal von vorn an: Im Keller seines Elternhauses in der Wuppertaler Eintrachtstraße begann er an einer Lotion zu tüfteln, deren Hauptbestandteil das Vitamin B12 war. Mal mischte er es in eine Salbe, mal versuchte er es mit einem Gel, dann mit Vaseline. Viele Monate vergingen mit solchen Versuchen. Aber die Ingredienzien vermischten sich nicht so richtig. Es gelang ihm nicht, für das purpurfarbige kristalline Pulver eine Grundlage zu finden, in der es sich gleichmäßig auflöste. Er war kurz davor, die Idee aufzugeben, mit B12 der Hautkrankheit seiner Freundin beizukommen. Seit der Lektüre des Aufsatzes in der Universitätsbibliothek waren zwei Jahre vergangen.

Irgendwann kam er auf den Gedanken, es mit Avocadoöl zu probieren. Denn die Avocadofrucht gilt seit Jahrhunderten als besonders geeigneter Rohstoff für die Herstellung von Pflegemitteln, die die Haut vor dem Sprödewerden und Austrocknen schützen sollen. Schon die mittelamerikanischen Indianer, vor allem die mexikanischen Azteken, kannten die Vorzüge der birnenförmigen Frucht. Avocadoöl ist reich an Vitamin A und Vitamin E, lässt sich gut auf der Haut verteilen und zieht schnell ein. Das klare Öl hat eine gelbe bis grünliche Färbung und einen milden Geschmack ohne merklichen Geruch.

Als er das Cyanocobalamin/B12 in das Fruchtöl rührte, färbte sich die Mischung zu einer rosafarbenen Masse. Zum ersten Mal nahm die Mischung eine Konsistenz an, die wie eine richtige Salbe aussah. Das Vitamin schien sich vollends in dem Öl zu verteilen.

Eine ungewöhnliche Farbe für eine Hautcreme, dachte sich Christa, als Klingelhöller ihr seine neueste Kreation auf die schuppigen Hautflächen rieb. Aber die Creme drang in die Haut ein, ohne abzufärben. Der Medizinstudent hatte sie in kleine weiße Dosen zu je 150 Gramm gefüllt. Zweimal am Tag, hatte er ihr gesagt, solle sie die erkrankten Hautflächen eincremen. Auch wenn sie nicht so recht an seine Theorie glauben konnte, trug sie die Creme gewissenhaft zweimal am Tag auf. Allein die Feuchtigkeit des Avocadoöls tat ihrer Haut gut. Einige Tage später traute Christa Berg ihren Augen nicht. Was sie da auf ihren Unterarmen und an ihren Ellenbogen sah, das hatte sie sich seit ihrer Kindheit immer gewünscht. Die weißen Hautschuppen schienen weniger zu werden. Und nach einer Woche hatte dort, wo sie schon verschwunden waren, die Haut zwar noch eine rötliche Färbung wie bei einem Sonnenbrand. Aber sie wurde immer glatter. Als sie ihrem Freund die Veränderungen auf ihren Armen zeigte, war der genauso überrascht wie sie. Ob sie in der vergangenen Woche irgendein Medikament genommen habe, sei es eine Salbe oder Tablette, fragte er. Aber Christa hatte ausschließlich die rosafarbene Creme auf ihre Haut geschmiert, sonst nichts. Klingelhöller bat sie inständig, weiterzumachen und kein anderes Mittel zu nehmen, auch kein Medikament gegen andere Beschwerden.

Die Wirkung hielt an: Schon nach zehn Tagen verschwanden die weißen Hautschuppen an den Ellenbogen. Die entzündlichen Stellen wurden kleiner. Innerhalb von drei Wochen heilten sie ganz ab. Der Juckreiz war plötzlich nicht mehr da, und nach sechs Wochen war von der Psoriasis nichts mehr zu sehen.

Schlichtweg sensationell wirkte die rosafarbene Masse auf den kranken Hautflächen. Solange Christa Berg die Schuppenflechte mit der Creme behandelte, blieb die Haut glatt und geschmeidig. Kein anderes Mittel hatte dies bis zu diesem Zeitpunkt geschafft. Karsten Klingelhöller war fasziniert vom Erfolg seiner Creme.

Längst haben sich Karsten Klingelhöller und Christa Berg aus den Augen verloren. Sie trennten sich zu einer Zeit, als die Creme noch nicht zum Patent angemeldet war. Irgendwann nahm sie an, ihr ehemaliger Freund sei nicht über die Experimentierphase hinausgekommen. 25 Jahre später, im Frühjahr 2009, leidet sie immer noch unter Schuppenflechte:

»Ich habe Psoriasis an den Armen, speziell an den Ellenbogen und an den Beinen. Damals habe ich schon gedacht, dass es Karstens Erfindung mal zu kaufen gäbe. Aber die Creme ist ja nie auf den Markt gekommen. Das ist frustrierend, weil ich ja weiß, dass mir geholfen werden könnte.«

Ein Patent und seine Folgen

Aber worin bestand die genaue Wirkungsweise seiner Entdeckung? Eigentlich wusste er nicht mehr, als dass sie mit dem Vitamin B12 zu tun haben musste. Oder war es das Avocadoöl oder die Kombination aus beidem, das so heilend wirkte? Klingelhöller mixte und experimentierte mit allen denkbaren Mischungsverhältnissen. Im Wohnhaus seiner Eltern in Wuppertal richtete er sich ein kleines Küchenlabor ein und arbeitete an der Feinabstimmung der Creme. Sein Freund, der Chemiestudent Thomas Hein, half ihm, bei den Versuchen die richtige Dosierung zu finden. Die Ingredienzien erweiterten sie um ein paar Bestandteile. Mal gaben sie ein bisschen Zitronensäure oder Kaliumsorbat zur Konservierung dazu, mal schütteten sie ein paar Tropfen destillierten Wassers zur Verdünnung in die Mischung, mal ein wenig von den sogenannten Methylglycosid-Stearaten, um zu einer Emulsion der Wasser- und Ölanteile zu gelangen.

Das Vitamin B12 aber blieb immer im Zentrum der Versuche. Am Ende waren sie sicher:

Die Creme muss einen Anteil von 0,07 Prozent Vitamin B12 haben, wenn sie ein wirksames Medikament sein soll.

Während Hein in der Folgezeit weiter an der Verfeinerung der Rezeptur arbeitete, besuchte Klingelhöller mit der Hartnäckigkeit eines Staubsaugervertreters Hautärzte in Wuppertal und Düsseldorf. Er bat sie, seine Creme doch einmal an ihren Patienten auszuprobieren. Einige von ihnen erklärten sich dazu bereit, nachdem sie aus der Rezeptur erkennen konnten, dass keinerlei Bedenken im Hinblick auf Nebenwirkungen bestanden. Und tatsächlich – es stellte sich bei den behandelten Neurodermitis-Patienten die gleiche Heilwirkung ein wie schon zuvor bei der Psoriasis von Christa Berg. Selbst Patienten, die austherapiert waren, deren geschundener Haut keines der gängigen Medikamente half, waren nach wenigen Wochen beschwerdefrei. Klingelhöller war jetzt endgültig davon überzeugt, eine ganz große Entdeckung gemacht zu haben: ein Medikament, das Millionen Neurodermitis- und Psoriasis-Patienten helfen würde.

Im Juni 2009 wohnt Karsten Klingelhöllers Freund, der Chemiker Thomas Hein, immer noch in Klingelhöllers Elternhaus in der Wuppertaler Eintrachtstraße. Auch das kleine

Labor ist noch vorhanden und genauso eingerichtet wie damals. Aus dem jungen Naturwissenschaftler ist ein enttäuschter und frustrierter Mann geworden, der sich keine Hoffnung mehr macht, die Creme irgendwann auf den Markt bringen zu können und so Millionen Betroffenen zu helfen. Er ist überzeugt davon, dass sein Freund eine geniale Erfindung gemacht hat, deren Markteinführung aber nicht stattfinden sollte. »Ich wage es ja kaum zu sagen, aber ich hab damals schon gesehen, dass die Creme was ganz Großes ist. Etwas, was bis zu zehn Prozent der Weltbevölkerung von ihrem Leiden befreien kann, ist was ganz Großes. Aber ich habe die Hoffnung aufgegeben, dass das Medikament auf den Markt kommt. Für mich ist das Feld zu Ende.«

1993 waren seit den ersten Experimenten an seiner Freundin neun Jahre vergangen. Das Studium hatten Karsten Klingelhöller und Thomas Hein längst hinter sich gebracht. In all den Jahren hatten sie die Rezeptur immer weiter perfektioniert. Jetzt aber wollten sie gemeinsam die Creme endlich auf den Markt bringen und sie vor allem als Patent anmelden.

Im Juni 1993 legte Klingelhöller einer Düsseldorfer Patentanwältin den Bericht über seine Experimente und eine erste Versuchsreihe an Patienten vor.

Bei zehn Neurodermitis-Patienten war die Creme auf eine erkrankte Hautfläche von zehn Quadratzentimetern dreimal täglich aufgetragen worden. Nach fünf Tagen betrug die befallene Haut acht Quadratzentimeter, nach zehn Tagen sechs, nach 20 Tagen vier Quadratzentimeter. Nach 30 Tagen war die Neurodermitis bei allen Probanden verschwunden.

Ganz ähnlich lautete das Ergebnis der zehn beobachteten Psoriasis-Patienten. Nach fünf Tagen Behandlung hatte sich die erkrankte Hautfläche auf neun Quadratzentimeter, nach zehn Tagen auf acht reduziert. Nach 25 Behandlungstagen war die Fläche noch zwei Quadratzentimeter groß. Nach einem Monat waren die Patienten an den behandelten Stellen vollständig beschwerdefrei.

Damit sie patentiert werden konnte, musste die Erfindung einen Namen erhalten. Klingelhöller gab seiner Creme den Namen »Regividerm«, zusammengesetzt aus den Begriffen Regeneration, Vitalisierung und dem griechischen Wort für Haut, Derma.

Am 22. Dezember 1994 erschien die internationale Patentschrift, mit der die Creme aus B12 und Avocadoöl in ganz Europa, in Japan, den USA und Kanada geschützt wurde.

In der Patentanmeldung mit der internationalen Veröffentlichungsnummer WO 94/28907 wird die Erfindung als »eine neue Verwendung von Corrinoiden zur topischen Behandlung von Hauterkrankungen, insbesondere von entzündlichen, hyperproliferativen Hauterkrankungen« bezeichnet, z.B. von »Psoriasis, atopischer Dermatitis, Kontakt-Dermatitis und anderen exzematösen Dermatitiden, Neurodermitis (…) Lupus erythematodes sowie von Alopecia areata und Haarwachstumsstörungen. (…) Die Behandlung von Hautkrankheiten, insbesondere von chronischen Hautkrankheiten, stellt in der Medizin ein großes Problem dar, da sie nur begrenzt heilbar sind. Die Behandlung dieser Krankheiten verschafft in vielen Fällen den Patienten nur eine geringe Linderung, in vielen Fällen ist gar kein Heilungserfolg zu beobachten. Hinzu kommt, dass eine Vielzahl der eingesetzten Wirkstoffe, wie z.B. Kortison, starke Nebenwirkungen aufweisen. Aufgabe der vorliegenden Erfindung ist es, einen wirksamen Wirkstoff zur Behandlung von Hautkrankheiten, insbesondere der oben aufgezählten zur Verfügung zu stellen, der möglichst keine Nebenwirkungen zeigt.«

Als Karsten Klingelhöller seine Patentschrift in den Händen hielt, glaubte er, einen großen Schritt in Richtung Produktion und Vermarktung von Regividerm gemacht zu haben. Die Creme war 20 Jahre lang vor unerlaubter Nachahmung geschützt. Jetzt wollte er sie zu einem richtigen Medikament entwickeln. Aber bisher waren es ja nur 20 Menschen gewesen, an deren Haut das Vitamin B12 so durchschlagend gewirkt hatte. Den Beweis, dass es bei allen Patienten funktioniert, war er noch schuldig geblieben. Klinische Studien mussten durchgeführt werden. Der ganze Prozess des Genehmigungsverfahrens lag noch vor ihm. Dennoch: Klingelhöller war überzeugt und guten Mutes, dass es gelingen würde. Vor seinem geistigen Auge sah er schon die Regale der Apotheken voller Regividerm-Packungen …

Im Februar 2009 erzählt Karsten Klingelhöller, dass seit dem Erlebnis in der Bibliothek der Universität Düsseldorf 1984 das Vitamin B12 sein ganzes Leben bestimmt habe. Über zehn Jahre habe er daran gearbeitet, die biochemischen Hintergründe zu entdecken, die das Vitamin so wirken lassen, wie es in dem Aufsatz aus dem Jahr 1984 beschrieben worden war. Seit 1996 liege der Beweis vor, dass seine Erfindung, die rosarote Creme, ein höchst wirksames Medikament gegen Neurodermitis und Psoriasis sei. Dennoch: Kein Arzt verschreibt es. In keiner Apotheke ist es zu kaufen.

Den ehemaligen Medizinstudenten und Erfinder hat seine Entdeckung psychisch und physisch beinahe ruiniert. Schaut man Karsten Klingelhöller heute an, sind Spuren seiner früheren Attraktivität noch zu entdecken. Aber heute ist sein Gesicht so aufgedunsen wie sein gesamter Körper. Klingelhöller wiegt bei einer Körpergröße von etwa 1,75 Meter über 180 Kilo. Seit Jahren lebt er in einem winzigen

Patientenzimmer unter dem Dach einer Klinik im schweizerischen Brunnen. Mit über 200 Kilo ist er dort eingeliefert worden. Er eröffnet das Gespräch mit dem Satz: »Als ich hier eingeliefert wurde, war ich physisch und psychisch völlig am Ende. In meinem Leben war eine Katastrophe passiert …«

Erstes Konzerninteresse

Das Patentverfahren war noch nicht abgeschlossen, da erreichten den jungen Erfinder an einem Samstag im Mai 1994 zwei Telefonanrufe, an die er sich heute noch genau erinnert. Klingelhöller bastelte gerade in der Garage seines Elternhauses an seinem Auto, als sich ein Mann am Telefon als Mitarbeiter eines großen Pharmunternehmens vorstellte. Er kam sehr schnell auf den Punkt, nämlich auf die Patentierung seiner Creme und »verwies darauf, dass seine Firma die älteren Rechte an der Vermarktung von Cremes mit Vitamin B12 besäße. Klingelhöller möge sich beeilen, die Anmeldung wieder zurückzunehmen.«[1] Weil der sich nicht sehr beeindruckt zeigte und dem Gesprächspartner ankündigte, seine Erfindung sogar weltweit patentieren zu lassen, war das Gespräch schnell zu Ende. Noch am selben Tag kam es zu einem weiteren Telefongespräch. Diesmal bot ihm der Mann an, »die Patentanmeldung für einen Betrag von zehn Millionen D-Mark zu kaufen. Bedingung sei absolutes Stillschweigen.«[2]

Der Mann bestätigte, was Klingelhöller ahnte: Es gehe dem Unternehmen nicht um die Herstellung der Creme. Der Konzern sei lediglich am Erwerb der Patentrechte interessiert. Das Telefonat endete mit dem Hinweis des Anrufers, »dass es durchaus Wege gibt, zu verhindern, dass Sie die Patenanmeldung nutzen können«.[3]

In seiner Erklärung an Eides statt, in der er über das Telefonat berichtet, erklärt Klingelhöller, dass er sich »deshalb so genau an das Gespräch erinnert, weil ich von dem Anruf während der Reparatur des Autos überrascht wurde. Ich war damals sehr aufgeregt und konnte nicht glauben, mit welcher Begründung die Industrie offensichtlich Patente kaufte.« Auf Anfrage des Autors bei dem Unternehmen im August 2009 erklärt ein Pressesprecher, dass man im Konzern keinen schriftlichen Vorgang und damit keine Hinweise auf ein solches Angebot gefunden habe.

Der Pharmahersteller hatte zu der Zeit, in der das Telefonat stattfand, selbst eine Hautcreme für »problematisch trockene Haut auf den Markt gebracht, die therapeutische Wirksamkeit mit angenehmen Anwendungseigenschaften verbinden« sollte, nämlich »dermatologische Wirkstoffe eingearbeitet in modernste Emulsionen«.

Die Erfindung auf dem Prüfstand

Eine Unternehmensgründung

Im September 1998 gründete Karsten Klingelhöller mit ein paar Freunden in Wuppertal ein Unternehmen unter der Firmenbezeichnung Regeneratio Pharma, ein Name wie für einen multinationalen Konzern. In Wirklichkeit aber war es nur eine kleine Firma, zu einem einzigen Zweck gegründet: der Suche nach einem großen Konzern, der die Erfindung des Firmenchefs zu einem Medikament entwickeln und millionenfach herstellen würde.

»Nach einem schweren Autounfall gehöre ich zu denen, die behaupten können, das Licht gesehen zu haben. Ich war nicht nur ohnmächtig – ich weiß, dass ich tatsächlich kurze Zeit tot war. Auch wenn Sie mich jetzt als Spinner abtun: Ich bin davon überzeugt, dass ich nur deshalb noch lebe, weil ›der große Chef‹ mich noch nicht wollte. Und er wollte mich deshalb nicht, weil ich hier noch eine Aufgabe zu erfüllen habe. Und die hat was mit meiner Erfindung zu tun.«

Klingelhöller hatte sich für die Unternehmensform der Aktiengesellschaft entschieden, weil er dachte, auf diese Weise leichter interessierte Investoren für das Projekt Regividerm gewinnen zu können. Interessenten konnten sich so über den Kauf der Aktien an seiner Firma beteiligen. Laut Handelsregister war die Regeneratio Pharma AG eine nicht börsennotierte Aktiengesellschaft. Firmenzweck der AG war »die Entwicklung, Produktion und Vermarktung von Arzneimitteln und Kosmetika unter Einschluss der

Vergabe von Lizenzen und Maßnahmen, die geeignet sind, die Zulassung und den Verkauf von Arzneimitteln und Kosmetika national und international zu fördern«. Neben dem Erfinder beschäftigte die Regeneratio Pharma AG noch vier weitere Mitarbeiter: den Diplomchemiker Thomas Hein, dazu einen Arzt, eine Diplommathematikerin und einen Fahrer. Alle bekamen das gleiche Gehalt: 3000 D-Mark pro Monat.

In München lernte Klingelhöller den Investmentbanker Heinz Rudolf Schmidt kennen, dem er Proben seiner B12-Creme zur freien Verfügung gab. Der Banker reichte sie weiter an betroffene Bekannte und Ärzte, die sie an sich und ihren Patienten ausprobierten. Von den Ergebnissen war Schmidt begeistert. Kurze Zeit später sorgte er dafür, dass sich die in München angesiedelte Investmentbank Viscardi an Klingelhöllers Unternehmen beteiligte. 30 Prozent der Aktien übernahm die Bank und zahlte dafür etwa sechs Millionen D-Mark. Jetzt glaubten der Erfinder und seine Mitstreiter, endlich genügend Startkapital zu haben, um der Hautcreme eine weltweite Erfolgsgeschichte zu verschaffen. Mit der Beteiligung der Viscardi-Investmentbank war plötzlich genug Geld da, um eine richtige Firma zu führen. Die Regeneratio Pharma AG zog in eine 700 Quadratmeter große Büroetage eines Firmengebäudes mitten in Wuppertal. Jetzt gab es Büros mit schicken Möbeln für alle Mitarbeiter. Der Chemiker Thomas Hein verfügte über ein modernes Labor. Firmenchef Klingelhöller stellte noch einen weiteren Mitarbeiter ein, der für das Finanzielle zuständig war. Als Chef des Unternehmens zeigte er sich überaus großzügig. Jeder Mitarbeiter hatte ein Handy auf Firmenkosten. Alle verfügten über einen Firmenwagen. Der neue Finanzchef fuhr einen Porsche Carrera Cabriolet, der Arzt einen Mercedes C-Klasse, der Fahrer einen Mercedes CLK und Klingelhöller selbst einen Mercedes S 320 L. Alle verdienten weiter das gleiche Monatsgehalt. Aber jetzt waren es 10 000 D-Mark brutto.

»Ich hab es gemacht«, erzählt Klingelhöller im Februar 2009, »weil ich überzeugt war, es geschafft zu haben. Ich wollte die Truppe verwöhnen, und ich wollte, dass wir von unseren zukünftigen Geschäftspartnern ernst genommen werden. Immerhin wollten wir ein Medikament durch die Zulassung bringen und mussten uns mit Vertretern der großen Pharmakonzerne treffen können. Dazu brauchte es ja repräsentative Räume. Und im Vergleich zu den Kosten für die Medikamentenentwicklung war das alles nicht sehr teuer.«

Der Firmenchef teilte sich ein Büro, das die Größe eines Klassenzimmers hatte, mit seinem »chief financial officer« Richard Nering, den er kurz zuvor beim gemeinsamen Training in einem Fitnesscenter kennengelernt und kurzerhand von dessen Arbeitgeber abgeworben hatte. Jetzt war Nering fürs Budget und die Organisation der Finanzierung zuständig. Die kleine Firma mit dem großen Namen machte ja keine Umsätze. Sie lebte von den Bankkrediten und Beteiligungen, mit denen sie die Entwicklung der Creme bis zur Markteinführung finanzieren wollte. In dem Labor tüftelte Chemiker Hein weiter mit der Creme und stellte dabei fest, dass sie in etwas anderer Zusammenstellung ein äußerst wirksames Mittel gegen Sonnenbrand und ebenso als Kosmetikum geeignet war. Aber das interessierte die Beteiligten zu dem Zeitpunkt nicht so sehr – noch nicht.

Neurodermitis und Psoriasis – zwei Volkskrankheiten

Die Zahlen sind beeindruckend, auch wenn die Schätzungen auseinandergehen. Die einen behaupten, es seien fünf Millionen Menschen, die allein in Deutschland an einer der beiden Hautkrankheiten leiden. Andere gehen davon aus, dass bis zu zehn Prozent der Bevölkerung in den Industriestaaten Neurodermitis- oder Psoriasis-Patienten sind. Tatsächlich scheint die wachsende Zahl der Betroffenen etwas mit der industriellen Entwicklung zu tun zu haben. Noch in den 50er-Jahren kamen die Krankheiten äußerst selten vor, wenngleich schon im 19. Jahrhundert stark juckende Hautkrankheiten unter dem Begriff Neurodermitis zusammengefasst wurden. Vermutet wurde schon damals, dass an der Krankheit das Nervensystem beteiligt ist. Daher auch der Name, der sich aus dem Griechischen Neuron (Nerv), Derma (Haut) und -itis (Endung für Entzündung) zusammensetzt. Es sind die chronischen, zugleich schubweise auftretenden entzündlichen und allergisch bedingten Hauterkrankungen mit starkem Juckreiz, die den betroffenen Menschen das Leben so schwer machen, oft schon im Säuglingsalter.

Die Explosion zur Volkskrankheit vollzog sich in den letzten 30 Jahren und ging offensichtlich einher mit einer größeren Sensibilität für die zunehmend belastenden Umweltfaktoren. Genaues aber weiß man bis heute nicht. Und so trägt dieselbe Krankheit je nach Stand der Ursachenforschung und je nach Interpretation der Symptome die unterschiedlichsten Namen: Atopisches Exzem, atopische Dermatitis, Neurodermitis disseminata, diffusa, constitutionalis, atopica und neurogene Dermatose. Der letzte Begriff weist auf mögliche psychische Ursachen hin. Unter den Medizinern hat sich bei der Bezeichnung der Neurodermitis das Attribut atopisch durchgesetzt. Ein hilfloser, nichtssagender Begriff, der ebenfalls aus dem Griechischen stammt und nichts weiter als »ungewöhnlich«, »fehl am Platze« oder auch »seltsamer Mensch« bedeutet. Die Bezeichnung »atopisch« weist auf die unerklärlichen Ausbrüche der Haut hin, auf ihre ungewöhnliche Bereitschaft, allergisch auf Umwelteinflüsse zu reagieren. Genauso vielfältig wie die Bezeichnungen sind die Behandlungsmethoden, die den Patienten angeboten werden. Während der akuten Schübe werden die quälenden Symptome bis heute meist mit Kortisonpräparaten und Immunsuppressiva – Medikamenten, die die Aktivität des Immunsystems unterdrücken – behandelt. Hautärzte orientieren sich bei der Therapie meist an der sogenannten Roten Liste, ein Medikamentenverzeichnis, mit dem sich Mediziner einen Überblick über die 8800 Präparate verschaffen können, die in Deutschland und den Ländern der Europäischen Union zugelassen sind und von den insgesamt 480 Pharmaunternehmen angeboten werden. Jährlich erscheint eine aktualisierte Neuausgabe des mehrere Kilo schweren Wälzers, den Ärzte und Apotheker kostenlos bekommen. Herausgegeben wird das große rote Buch von der Rote Liste Service GmbH. Was viele Mediziner nicht wissen, ist, dass sich hinter dieser Herausgeberschaft der Bundesverband der Pharmazeutischen Industrie und der Verband der forschenden Arzneimittelhersteller verbergen. Es handelt sich nicht etwa um eine neutrale Übersicht der Krankenkassen. Die Rote Liste zählt weit über 100 Kortisonpräparate auf, mit denen die Neurodermitis behandelt wird. Kaum eines dieser Medikamente aber hilft nachhaltig. Sobald sie abgesetzt werden, kommt der nächste Schub, oft mit doppelter Kraft und mit quälendem Juckreiz.

Professor Peter Altmeyer, Dermatologe und Chefarzt am St.-Josef-Hospital in Bochum kennt viele Neurodermitiker. Sie sind für ihn ganz besondere Patienten: »Der Mensch mit Neurodermitis ist getrieben von seiner Krankheit. Er hat ständig Juckreiz. Er kommt nicht zur Ruhe. Er ist hypernervös wie ein Rennpferd, das durch die Gegend getrieben wird. Der Neurodermitis-Patient ist von seiner Psyche hochsensibel. Einen solchen Menschen erkenne ich schon von Weitem. Ich sehe ihm die Neurodermitis an. Sie ist ihm förmlich ins Gesicht geschrieben. Wenn er Pech hat, ist er noch gleichzeitig Allergiker, hat Asthma, Heuschnupfen und den Juckreiz. Juckreiz ist mit das Schlimmste, was man sich überhaupt vorstellen kann, schlimmer als Schmerz. Der Patient fühlt sich nicht angenommen, zurückgesetzt, und damit verschließt er sich. Der Neurodermitiker kommt auch nicht als geduldiger Patient zum Arzt. Er stellt erst einmal ›seine Nackenhaare‹ auf und ist dann eben auch bereit, ›mit den Krallen zu arbeiten‹. Da trete ich als Arzt einen Schritt zurück und versuche eine Beziehung zu ihm herzustellen. Für einen Neurodermitis-Patienten muss ich mir viel Zeit nehmen«.

Was für die Neurodermitis gilt, trifft im Wesentlichen auch auf die Schuppenflechte, die Psoriasis zu, die mal vulgaris, mal anthropatica, pustulosa generalisata, palmaris oder plantaris genannt wird. Die Schuppenflechte kommt ebenso häufig wie die Neurodermitis vor, oft auch verbunden mit dem gleichen quälenden Juckreiz. Bei der Psoriasis sind die betroffenen Hautflächen von der gesunden Haut scharf abgegrenzt und mit silberweißen Schuppen übersät. Ausgelöst wird sie durch fehlgesteuerte Angriffe des Immunsystems gegen die Zellen der Oberhaut, die sich besonders stark vermehren. Eine neu gebildete Hautzelle braucht normalerweise einen knappen Monat, um aus der unteren Schicht an die Oberfläche zu gelangen. Bei Menschen mit Schuppenflechte passiert das innerhalb von vier Tagen in solch übergroßen Mengen, dass die Hautpartikel sich auf der Haut geradezu auftürmen und die mehr oder minder entzündeten Plaques bilden. Schließlich ist die Psoriasis-Haut bis zu 16-mal so dick wie die gesunde. Die Ursache der Schuppenflechte liegt allerdings nicht in einem Defekt der Haut selbst. Es ist das Immunsystem, das überreagiert. Es sind die T-Zellen, weiße Blutkörperchen, die als Killerzellen eigentlich zum Abwehrsystem des Körpers gehören. Aber keiner weiß, was die T-Zellen veranlasst, ohne äußeren Anlass so aktiv zu werden.

»Psoriasis hält einen in Atem. Die Geheimhaltungsstrategien schießen ins Kraut, und die Selbstprüfung nimmt kein Ende. Die Krätze-Placken liegen wie kleine Panzer auf der Haut. Sie jucken und wachsen, sie entzünden sich, leuchten rot, und obendrauf flattern silbrige Hautfetzen. Es ist ein Fluch«, beschrieb der amerikanische Schriftsteller John Updike in seinem Buch *Selbst-Bewusstsein* seine eigene Psoriasis.

Ähnlich wie Neurodermitiker fühlen sich Menschen mit Psoriasis oft stigmatisiert, ausgegrenzt, fast wie Aussätzige. Obwohl beide Krankheiten nicht ansteckend sind, ziehen sie sich meist zurück, weil sie ihrer Umwelt den Anblick ihrer Haut ersparen wollen.

Im Dezember 2008 sitzt Heinz Gerlach, der an Armen und Beinen große Flächen mit Schuppenflechte hat, auf seinem Krankenbett in der Spezialklinik im bayerischen Neukirchen. Er hat das Krankenhaus aufgesucht, weil er nach einem heftigen Schub nicht mehr weiterwusste: »Wenn ich zum Beispiel meinen Sport ausüben will, wenn ich mit den Kindern oder den Enkeln ins Schwimmbad gehen will … Ich kann das nicht. All die gaffenden Blicke, ich bin damit überfordert. Das packe ich nicht. Da kann mir ein Psychiater sagen, was er will, der kann mir da nicht helfen. Ich fühle mich da unrein.« Der 60-jährige Handwerker und antwortet auf die Frage, ob er sich für seine Krankheit schämt: »Müsste ich eigentlich nicht. Aber wissen Sie was: Die unwissenden Blicke von manchen Mitbürgern oder Mitmenschen, die sind so durchdringend, die gehen in die Seele hinein, und da muss man schon wirklich eine dicke Haut haben, um damit zurechtzukommen, außer man isoliert sich total. Wenn die Haut wieder in Ordnung wäre, dann könnte man endlich wieder richtig durchatmen und leben.«

Rosa Hühnerkacke

Um seine Erfindung als Medikament gegen Neurodermitis und Psoriasis auf den Markt bringen zu können, musste Karsten Klingelhöller die B12-Creme zunächst den harten Tests der klinischen Studien aussetzen. Wer aber sollte die durchführen? Noch war kein Konzern gefunden worden, der sich von dem Vitaminpräparat überzeugen ließ und die Entwicklung zu einem Medikament unterstützen wollte.

Immer wieder lud Klingelhöller Vertreter großer Pharmahersteller in die Büroräume seiner neuen Regeneratio Pharma AG in Wuppertal ein, um mit ihnen über Lizenzverträge und Kooperationen zu verhandeln. Im Herbst 2001 erschien die zwölfköpfige Delegation eines wirklichen Global Players. Die Vertreter eines der größten Konzerne der Welt im Bereich des Health Care, Johnson & Johnson, hatten Interesse an Regividerm angemeldet. Aber die Verhandlungen mit den Gästen, die eigens aus dem Headquarter des Konzerns im amerikanischen New Brunswick angereist waren, gestalteten sich schwierig. Am Ende scheiterten sie, obwohl bei den Konzernvertretern kein Zweifel an der Wirksamkeit der Creme bestand. Was sich aber während der Gespräche schon andeutete, war, dass das »German Wundermittel« dem Pharmaunternehmen überhaupt nicht ins Konzept passte. Welch entscheidende Rolle das Konzept der Pharmakonzerne bei deren Lizenzpolitik spielt (und welch geringe Bedeutung die Wirksamkeit ihrer Erfindung), war Klingelhöller und seinen Mitarbeitern zu diesem Zeitpunkt aber noch nicht klar. Sie waren noch zuversichtlich, dass die ablehnende Haltung der amerikanischen Gäste die Ausnahme bleiben würde. Ein Irrtum, wie sich bald herausstellen sollte.

Karsten Klingelhöller verhandelte in dieser Zeit nicht nur mit Pharmaunternehmen, sondern machte sich auch auf die Suche nach unabhängigen Wissenschaftlern, die seine Creme in klinischen Studien auf den Prüfstand stellen sollten. An der Universität Bochum lehrt Professor Peter Altmeyer. Der Facharzt für Hautkrankheiten praktiziert zugleich als Chefarzt in der Abteilung Dermatologie im St.-Josef-Hospital in Bochum.

An einem Herbsttag im Jahr 2000 besuchte Klingelhöller den Bochumer Dermatologen, im Gepäck ein paar Dosen seiner B12-Creme, in Begleitung eines Bekannten, an dem er seine Erfindung ausprobiert hatte. Altmeyer war den beiden Männern gegenüber skeptisch. Der eine behauptete, die rosa Creme habe dafür gesorgt, dass seine Neurodermitis verschwunden sei, der andere stellte sich als Erfinder der Creme vor. Dass sein Medikament vermutlich Heilung für Millionen von Neurodermitikern bedeute, müsse erst durch klinische Tests bewiesen werden, sagte Klingelhöller und bat Professor Altmeyer, die Studien durchzuführen. »Wenn das so einfach wäre, junger Kollege, wie Sie das behaupten«, wandte der Professor ein, »dann hätte ich die Creme schon längst selber erfunden. Diese rosa Masse, die Sie da haben, das ist rosa Hühnerkacke. Damit kann man keinen Patienten behandeln. Die würde nur die Kleidung der Patienten rosa einfärben.«

Aber Klingelhöller ließ nicht locker und bot Altmeyer einen Pakt an: Er möge seine Creme doch mit dem sogenannten Goldstandard vergleichen, also mit dem besten Medikament gegen Neurodermitis und Psoriasis, das es auf dem Markt zu kaufen gibt. Wenn am Ende der Studie die B12-Creme wenigstens die gleichen positiven Effekte, aber ohne Nebenwirkungen gezeigt haben sollte, dann habe die B12-Creme gewonnen. Würde dieses Ziel nicht erreicht werden, dann, versprach Klingelhöller, solle seine Creme für immer rosa Hühnerkacke bleiben und als solche für immer verschwinden. Andernfalls aber müsse Professor Altmeyer versprechen, seine Ergebnisse zu veröffentlichen, und zwar in der weltweit erscheinenden Fachzeitschrift *British Journal of*

Dermatology. Im Übrigen würde er, Klingelhöller, die Kosten der klinischen Studie natürlich tragen. Es komme ihm darauf an, dass die Studie von renommierten Wissenschaftlern durchgeführt werde. Altmeyer versprach, sich mit seinen Kollegen zu beraten. Gegebenenfalls würde er die Studie zusammen mit Professor Markus Stücker durchführen, der ebenfalls als Facharzt für Hautkrankheiten am selben Krankenhaus arbeitet.

Acht Jahre später erinnern sich Professor Peter Altmeyer und sein Kollege Professor Markus Stücker sehr genau an die Begegnung mit Klingelhöller. »Der hatte einen Kollegen mitgebracht, sehr groß und ausgestattet mit einem Vollbart. Die sahen schon ein bisschen spleenig aus«, erzählt Professor Stücker. »Aber als der Erfinder ein paar Fotos zeigte, die belegten, wie sein Kollege vor der Behandlung mit der B12-Creme ausgesehen hatte, dachte ich schon, dass da vielleicht was dran sein könnte.«

Professor Altmeyer ging es genauso: »Bei allem Bedenken, am Ende des Gesprächs habe ich gedacht, es könnte interessant sein zu schauen, was das Vitamin B12 auf der Haut des Neurodermitis-Patienten überhaupt macht. Wir haben ja nicht allzu viel: Wir haben Pflegemittel, wir haben antientzündliche Präparate. Wir haben vor allem Kortisonpräparate. Aber so eine Creme, bei der keine Nebenwirkungen zu erwarten sind und trotzdem antientzündliche Effekte, das wäre eigentlich – der Clou.«

Eine unabhängige Beweisführung

Im Februar 2001 begann an der Universität Bochum die erste größere klinische Studie. Die vermeintliche rosa Hühnerkacke stand auf dem Prüfstand. Professor Peter Altmeyer und sein Kollege Professor Markus Stücker behandelten insgesamt 48 Patienten über drei Monate mit der B12-Creme Regividerm.

Die Patienten waren zwischen 17 und 70 Jahre alt und litten seit mindestens zwei Jahren unter Neurodermitis oder Schuppenflechte. Die Studie teilte sich in zwei Phasen. In der ersten verglichen die Ärzte die Vitamincreme mit einem schwach kortisonhaltigen Medikament, während sie sie in einem zweiten Versuch mit einem Mittel ohne Wirkstoff, einem Placebo, konkurrieren ließen. Das Ergebnis war für die beiden Wissenschaftler eine Überraschung. Von der Wirkung des Vitamins Cyanocobalamin oder B12 bei Hautkrankheiten hatten sie vorher noch nie etwas gehört. Jetzt bestätigte es sich endgültig: Die B12-Creme wirkte sowohl bei Neurodermitis als auch bei Psoriasis.

»Die Ergebnisse waren erstaunlich gut. Wir haben das damals halbseitig geprüft«, berichtet Professor Peter Altmeyer im Oktober 2008. »Auf der einen Körperseite das Medikament, auf der anderen Seite das Kontrollpräparat. Die Ergebnisse waren doch erstaunlich gut.«

»In einer zweiten Phase haben wir die Creme dann in einer Doppelblindstudie gegen ein Placebo getestet«, erzählt Professor Stücker. »Und dabei stellte sich heraus, dass das B12 zu unserer Überraschung nicht nur positive Effekte bei der Neurodermitis zeigte, sondern genauso bei der Psoriasis.«

Eine versprochene Veröffentlichung

Nach den klinischen Studien in Bochum veröffentlichten Altmeyer und Stücker den versprochenen Aufsatz über Verlauf und Ergebnisse der Behandlungen mit dem Cyanocobalamin/B12.

»Topical vitamin B12 – A new therapeutic approach in atopic dermatitis«, »Ein neuer therapeutischer Ansatz bei Neurodermitis«, titelten Stücker und Altmeyer den Forschungsbericht, den sie für die Fachzeitschrift *British Journal of Dermatology* geschrieben hatten.[4] Am Ende des Artikels hieß es: »Die Ergebnisse dokumentierten eine deutliche Überlegenheit des Vitamins B12 im Vergleich zu dem Placebo bei der Verminderung der betroffenen Flächen und der Heftigkeit der Neurodermitis. Darüber hinaus wurde die Behandlung sehr gut vertragen, und es bestanden nur äußerst niedrige Sicherheitsrisiken für die Patienten.«[5] Erstmals wurde auch die Wirkungsweise des B12-Vitamins erklärt. Die positiven Effekte des Vitamins seien darauf zurückzuführen, dass Cyanocobalamin ein besonders effektiver Fänger von Stickoxyden auf der menschlichen Haut sei. »Die B12-Creme ist als eine alternative Therapie zu den gegenwärtigen Möglichkeiten der Behandlung erfolgreich getestet worden«, lautete das Resümee der beiden Wissenschaftler.

»Wir waren eigentlich guter Dinge«, sagt Professor Altmeyer im Gespräch, »dass dieses Präparat dann irgendwann mal auf den Markt kommt. Schade um diese Creme, die immer noch in diesen weißen Töpfchen rumdümpelt und nicht an die Öffentlichkeit kommt. Insofern ist das ein kleines Juwel im Verborgenen.«

Die Erfindung und ihr Wirkstoff

B12: Ein Vielseitigkeitsvitamin

Bis heute ist B12 das letzte der bekannten Vitamine, das die Wissenschaft erforscht hat. Erst in den 50er-Jahren des 20. Jahrhunderts entdeckten Ärzte, dass es für die positive Wirkung bei der Behandlung einer speziellen Art der Blutarmut verantwortlich ist.

Viele Jahre hatten die Mediziner Patienten, die unter der perniziösen Anämie litten, mit Rinderleber behandelt. Aber sie wussten nicht, was für die Heilung sorgte. Bis sie in der Leber ein bisher unbekanntes Vitamin entdeckten, das sie Cyanocobalamin oder B12 nannten. Seitdem weiß man, dass dieses Vitamin entscheidend an der Entwicklung der roten Blutkörperchen und damit an der Blutbildung beteiligt ist. Das Vitamin kann sehr lange in der Leber gespeichert werden. Das ist der Grund, warum ein Mensch sehr lange ohne Zufuhr von B12 leben kann. Ein Mangel an Cyanocobalamin im menschlichen Blut stellt sich meist erst nach Jahren heraus. Es wird über tierische Nahrungsmittel aufgenommen. Besonders hohe Anteile finden sich in der Kalbsleber, im Hering, in Rindfleisch, Lachs und Käse. Damit der menschliche Körper B12 überhaupt aufnehmen kann, braucht er eine intakte Magenschleimhaut. Denn nur die verfügt über ein spezielles Eiweiß, den sogenannten Intrinsic Factor. Nach Angaben der Deutschen Gesellschaft für Ernährung aber verfügt etwa ein Drittel der über 70-jährigen nicht mehr über die notwendige Magensäureproduktion.[6] Und das bedeutet eine verminderte Aufnahme von Nährstoffen, unter denen das Vitamin B12 eines der wichtigsten ist. Entscheidend für die Verarbeitung sind Mikroorganismen im menschlichen Verdauungstrakt. Vor allem im Dickdarm entsteht die notwendige Menge des Vitamins. Weil aber die Aufnahme nur über eine kurze Strecke des Darms stattfinden kann, kommt es oft und unerkannt zu einem Mangel an B12. Zwischen drei und fünf Mikrogramm, das sind fünf hundertstel Milligramm, sollte jeder Mensch pro Tag zur Verfügung haben. Hat er das nicht, kommt es mit zeitlicher Verzögerung zu den unterschiedlichsten Mangelerscheinungen. Gefährdet sind streng vegetarisch lebende Menschen, Veganer, die nicht nur auf Fleisch, sondern überhaupt auf alle tierischen Eiweiße, also auch Milchprodukte, verzichten.

Der Mangel an B12 ist nicht gleich eindeutig zu erkennen. Der Farbstoff im Blut wird weiterproduziert. Aber die Patienten leiden unter Müdigkeit, Konzentrations- und Leistungsschwäche, Herz- und Pulsschlag sind erhöht, und oft haben sie eine blasse, manchmal auch strohgelbe Haut, weil durch den Verlust der roten Blutkörperchen eine Gelbsucht entstanden ist.

Das Vitamin fördert den Stoffwechsel von Eiweißen, beeinflusst das Wachstum und die Zellteilung. Es findet sich in allen Regionen des menschlichen Körpers. B12 ist notwendig für die Bildung der Desoxyribonukleinsäure, der DNS, den Träger der Erbinformation. Aber B12 kann noch mehr. Erst 1955 entschlüsselten Wissenschaftler die Struktur von B12. Und weil es seit den 60er-Jahren auch synthetisch hergestellt werden kann, macht die Pharmaindustrie mit B12-Produkten seit Jahren gute Geschäfte, allen voran der französische Pharmakonzern Sanofi-Aventis, dessen deutsche Niederlassung in Frankfurt ist. Dort produziert Sanofi das Vitamin B12 als Grundstoff für Nahrungsergänzungsmittel, die mit B12 angereichert werden. Sanofi stellt das Vitamin als Einziger in Europa her. Sanofi-Aventis nimmt in soweit eine monopolähnliche Stellung ein. »Pharmacopoe« heißt das Schlüsselwort, hinter dem sich ein internationales Regelwerk für die Herstellung von pharmazeutischen Produkten versteckt. Sanofi besitzt als einziges Unternehmen in Europa eine Berechtigung und Zertifizierung zur Herstellung von Cyanocobalamin, dem Vitamin B12.

Lothar Pauli war einmal bei einem großen Pharmakonzern für den Vertrieb des Vitamins zuständig. Als Rentner sieht er die starke Marktposition von Sanofi-Aventis kritischer und sucht heute für Interessenten weltweit nach Möglichkeiten, preiswerter an das Vitamin zu kommen. Bei Sanofi kosten 1000 Gramm des purpurfarbigen kristallinen Pulvers zirka 8000 Euro, ein Preis, der sich mit fehlendem Wettbewerb erklären lässt. Bisher hat Pauli weltweit nur zwei weitere Hersteller gefunden, und die haben ihre Produktionsorte in Indien und China. Das bedeutet, dass alle Firmen, die zur Herstellung von Medikamenten B12 benötigen – wenn sie nicht den Umweg über Indien und China gehen wollen –, es bei Sanofi-Aventis kaufen müssen. Sanofi-Aventis, sagt der ehemalige B12-Händler Pauli, beliefert auch den amerikanischen Konzern Wyeth, der nach eigenen Angaben zu den zehn größten forschenden pharmazeutischen Unternehmen weltweit gehört. Wyeth wiederum hat eine Tochtergesellschaft in Deutschland, die einen Bestseller herstellt, der B12 enthält.

B12-Creme passt nicht ins Konzept

Whitehall Much, so der Name der Wyeth-Tochter, produziert ein Trinkfläschchen, aus dem in einem Zug gleich 500 ug B12 getrunken werden können, sozusagen ein Vitamindoping. »Vitasprint« heißt das Produkt und ist ein wahrer Kassenschlager. Weil das Vitamin wasserlöslich ist, wird es im Fall der Überdosierung über den Urin ausgeschieden und ist daher selbst bei einem Vielfachen der notwendigen Menge nicht schädlich. Das macht den Verkauf des B12-Konzentrats verhältnismäßig risikofrei. Das Unternehmen zählt noch mehr Krankheiten für den B12-Mangel auf: Angst,

Depressionen, Aggressivität, Gedächtnisschwäche, Einschränkungen von Geruchs- und Tastsinn, Nervenschmerzen, Kribbeln an Händen und Füßen ... und schließlich auch Alzheimer.

In einer zu internen Schulungszwecken zusammengestellten Präsentation, mit der der Verkauf des Trinkfläschchens eingeübt werden soll, heißt es, dass »Demenz viel zu selten Anlass für eine Diagnostik eines B12-Mangels ist« und »vielfältige Evidenzen für einen Zusammenhang mit Alzheimer« vorhanden sind. Ein Mangel an B12 erhöhe das Risiko, an Alzheimer zu erkranken zwei- bis dreifach.

Zwei Symptome, bei denen das Vitamin B12 helfen kann, lässt Wyeth-Pharma bei der absatzfördernden Aufzählung allerdings aus: Neurodermitis und Psoriasis.

Eigentlich müsste eine Creme, die im Wesentlichen aus demselben Vitamin besteht, das schon in Form einer Trinkflüssigkeit so erfolgreich ist, doch perfekt in die Angebotspalette dieses Pharmakonzerns passen.

Bei Wyeth Pharma und der Tochter Whitehall Much im westfälischen Münster kennt man die Studien mit dem Vitamin, die von den Professoren Peter Altmeyer und Markus Stücker durchgeführt worden sind. Mehrmals war die Patentinhaberin, die Regeneratio Pharma AG, bei der deutschen Niederlassung des amerikanischen Konzerns in Münster, um ihm die Lizenz anzubieten. Der Konzern hätte die B12-Creme sofort herstellen und verkaufen können, wenn er nur gewollt hätte.

Im November 2008 fand in dem Büro des medizinischen Direktors von Whitehall Much in Münster ein Fernseh-Interview mit dem Autor statt. Es ging um die Anwendungsmöglichkeiten des Vitamins B12. Auf die Frage, ob er auch Kenntnisse über die Wirksamkeit von B12 bei Neurodermitis habe, antwortete er: »Ich kenne diese Studienergebnisse. Da spielt eine ganz andere Wirkungsweise des Vitamins B12 eine Rolle. In diesem Fall kann es eine besonders entzündungsfördernde Substanz in der Haut abfangen, das Stickstoffmonoxid. Das ist ein Radikal. Das B12 kann dafür sorgen, dass entzündliche Erscheinungen gedämpft werden, die man sowohl bei der Psoriasis als auch bei der Neurodermitis findet. Da gibt es gute Studien zu diesen Untersuchungen, die nach neuesten Methoden und Standards auch belegt sind.«

»Wäre das nicht auch etwas für Wyeth?«, wurde der Direktor gefragt.

»Das wäre sicherlich auch etwas für Wyeth. Und ich habe das auch dem Konzern vorgeschlagen, ja, aber der Konzern möchte es nicht.«

»Warum nicht?« Nun zögerte der Direktor einen Augenblick.

»Weil das nicht ins Konzept passt, was wir machen … Das kann ich jetzt nicht näher erläutern. Das ist kompliziert, aber das passt nicht in die Strategie, in unsere strategische Ausrichtung. Ich persönlich, wenn ich das Sagen hätte, würde es sofort machen, weil ich es sehr interessant finde. Es ist völlig ohne Nebenwirkungen, muss man ganz klar sagen. Und es ist ein mildes Mittel und nicht vergleichbar mit den anderen Mitteln, die bei Psoriasis und Neurodermitis eingesetzt werden. Es ist ja kein Kortison und hat von daher nicht die Nebenwirkungen. Und das kann man auch nicht überdosieren. Es wird nicht resorbiert durch die Haut. Durch die Größe des Moleküls bleibt es immer nur in der Haut und kann nicht im restlichen Körper verteilt werden. Aber selbst wenn es in den Körper eindringen würde, es hätte keine Nebenwirkungen. Also es ist im Grunde genommen eine ideale Substanz für eine solche Therapie.«

43

»Aber wenn man bedenkt, dass zwischen fünf und zehn Prozent der Bevölkerung unter diesen Krankheiten leidet, warum schlägt der Konzern da nicht zu?«

»Das kann ich nicht so genau sagen. Das wird natürlich intern diskutiert. Aber der Hauptgrund ist: Es passt als atopisches Arzneimittel nicht in die strategische Ausrichtung.«

»Und der medizinische Direktor kann im Konzern nicht bewirken, dass es doch produziert wird?

»Nein, da habe ich zu wenig Einflussmöglichkeiten.«

»Das heißt, wenn Sie der Konzernchef wären …«

»… dann würde ich es produzieren. Aber ich bin es nicht.«

Hersteller gesucht

Ein Milliardenprojekt

Nach Abschluss der klinischen Studien in Bochum und der Veröffentlichung der Ergebnisse in der britischen Fachzeitschrift herrschte in den Geschäftsräumen der Regeneratio Pharma AG Hochstimmung. Regividerm wird sich durchsetzen, davon war jeder dort überzeugt. Trotz der ersten negativen Verhandlungsgespräche mit Vertretern der Pharmaindustrie schien alles zu passen. Dass einer der ganz großen Arzneimittelhersteller Produktion und Verkauf der Hautcreme mit einem lukrativen Lizenzvertrag übernehmen würde, schien nur noch eine Frage der Zeit zu sein. Unterdessen hatte sich zu der Investmentbank aus München auch ein Kreditinstitut aus Köln gesellt. Um sich auch an dem Projekt Regividerm beteiligen zu können, gründete dieses Geldinstitut mit dem Vorstandsvorsitzenden Klingelhöller eine Beteiligungsgesellschaft. Klingelhöller hatte den Bankern nicht nur von den erfolgreichen klinischen Studien in Bochum berichtet. Er hatte ihnen außerdem ein Dokument vorgelegt, das die Banker ganz besonders elektrisierte. Das Dokument trug den Titel »Indicative valuation of Regividerm in the treatment of psoriasis and atopic dermatitis«. Es umfasste insgesamt 85 Seiten und stammte aus der Feder einer der größten internationalen Wirtschaftsprüfungsgesellschaften, dem in London angesiedelten Beratungsunternehmen PriceWaterhouseCoopers (PWC).

Kern des Berichts war eine Marktuntersuchung, die Klingelhöllers Firma, die Regeneratio Pharma, bei PWC in London in Auftrag gegeben hatte. Die Idee, eine Marktanalyse zur Bewertung

der B12-Creme durchführen zu lassen, ging auf die Investmentbanker von Viscardi zurück. Klingelhöllers Firma hatte dafür fast
eine halbe Million Euro bezahlen müssen.

Der Bericht beruhte auf Umfragen in Großbritannien, Frankreich, Deutschland und den USA. Das Ergebnis der Bewertung von
Regividerm bestand in dem prognostizierten Bedarf. Und der trieb
den Wert allein der Patentrechte auf eine Höhe von 936 Millionen Dollar. Im Klartext: PriceWaterhouseCoopers bescheinigte in
einer wissenschaftlichen Marktanalyse, dass Klingelhöller über Pa-
tenrechte verfügte, die fast eine Milliarde Dollar wert waren. B12
als Medikament gegen Neurodermitis versprach ein Milliarden-
geschäft zu werden. Als Alain Parthoens, der für PriceWaterhouse-
Coopers maßgeblich an der Studie gearbeitet hatte, die Daten erstmals vor dem Erfinder und den Investmentbankern von Viscardi
präsentierte, platzte es aus dem Viscardi-Banker Heinz Rudolf
Schmidt heraus: »Das ist das beste Investment meines Lebens!«

Auf Vertretertour

Seit Gründung der Regeneratio Pharma AG war Karsten Klingelhöller fast ausschließlich damit beschäftigt, Interessenten für seine
Creme zu finden. Er und seine Kollegen waren ständig auf Ver-
tretertour und besuchten die großen Pharmafirmen oder empfin-
gen Mitarbeiter der Branche in ihren Geschäftsräumen in Wuppertal. Sie stellten jedes Mal die Vorzüge der B12-Creme vor und
hofften auf eine positive Reaktion. Meistens jedoch verließen sie
die Besprechungsräume ohne Ergebnis, manchmal mit dem Versprechen, dass man prüfen und sich gegebenenfalls später melden
würde. Einmal aber erfuhren sie direkt an Ort und Stelle durch
den Forschungsleiter eines Pharmaherstellers, warum er an dem
Produkt nicht interessiert sei: »Ich arbeite seit Jahren an einem an-

deren Wirkstoff, der den gleichen Zweck erzielen soll wie Ihr Vitamin. Wenn wir jetzt Ihre Creme produzieren, kann ich doch mein ganzes Forschungsprojekt vergessen. Wahrscheinlich werden dann meine Mitarbeiter entlassen, ich vermutlich auch. Denn was braucht man dann noch meine eigenen Untersuchungen?«

Im Jahr 2002 entstand ein Kontakt zu einem der ganz großen Unternehmen der Pharmabranche: zur Schweizer Novartis AG. 1996 entstand Novartis aus der Fusion der zwei großen Basler Pharma- und Chemieunternehmen Ciba-Geigy AG und Sandoz. Heute ist Novartis das viertgrößte Pharmaunternehmen weltweit. Was Klingelhöller nicht ahnen konnte: Der Zeitpunkt für eine erfolgreiche Geschäftsbeziehung mit Novartis und die Produktion seiner Erfindung konnte ungünstiger nicht sein.

Denn Anfang 2002 kündigte Novartis ein eigenes neues Mittel gegen Neurodermitis an, die Krankheit, an der »bis zu 20 Prozent der Weltbevölkerung irgendwann leiden«. Und die Häufigkeit habe in den vergangenen 30 Jahren um 30 Prozent zugenommen.[7]

Der Konzern warb mit Professor Anton Stütz, dem Leiter eines interdisziplinären Teams in dem konzerneigenen Forschungsinstitut. Ihm sei die Entdeckung der ersten nicht kortisonhaltigen Therapie gegen Neurodermitis seit den 50er-Jahren gelungen. Eine Creme, basierend auf dem Wirkstoff Pimecrolimus. Bei der Markteinführung kündigte Novartis den neuen Blockbuster als *die* Alternative zu den kortisonhaltigen Medikamenten an. Vor allem die Tatsache, dass dieses Produkt ohne Kortison auskam, schürte bei den geplagten Patienten die Hoffnung auf eine Creme ohne jede Nebenwirkung. War Elidel, so der Name des Präparats, wirklich eine Alternative zu den Kortisonpräparaten; war es wirklich so harmlos?

Die Marktführer

Elidel

Die Entwicklung von Elidel fußte auf der Annahme, dass Menschen mit Neurodermitis »unangemessen auf eigentlich harmlose Umweltreize reagieren und dabei entzündliche und stark juckende Hautausschläge entwickeln«.[8] Wenn ein Gesunder mit Gräsern in Kontakt kommt, ist das normalerweise völlig unbedenklich. Ein atopisch veranlagter Mensch, wie Neurodermitiker im Mediziner-Jargon genannt werden, kann dagegen mit Krankheitsschüben auf der Haut reagieren. Die ausschlaggebenden Ursachen können aber auch ganz andere sein: Nahrungsmittelunverträglichkeiten, Wetterempfindlichkeit, Stress, psychische Disbalancen. Allen gemeinsam ist, dass die Krankheit genetisch verankert ist. Dennoch gibt es nicht *die* Neurodermitis. Jeder Mensch, der an dieser Hautkrankheit leidet, hat seinen ganz eigenen Auslöser. Und auf den reagiert die Haut überzogen, übertrieben, unangemessen. Mit anderen Worten: Den Ekzemschüben liegt eine »überschießende Reaktion«[9] des Abwehr-, des Immunsystems der Haut zugrunde.

Genau hier setzt Elidel mit dem Wirkstoff Pimecrolimus an. Das Präparat blockiert die körpereigenen Abwehrreaktionen auf den behandelten Hautflächen, und es tut dies sehr wirkungsvoll und effektiv – solange man das Mittel nimmt. Was aber passiert noch während der Suppression der Abwehrkräfte? Unterdrückt das Medikament nur die überzogenen und krank machenden Reaktionen, oder werden auch die Immunsysteme unterdrückt, die für die Abwehr von UV-Strahlen, Bakterien, Pilzen und Viren benötigt werden?

Tatsächlich gab es schon ein Jahr nach Einführung von Elidel Hinweise auf erhebliche Nebenwirkungen: »Hautinfektionen bei Kindern und Jugendlichen in 14 Prozent der Fälle.« Hautbläschen (Herpes), entzündliche Hautrötungen (Erythem), stecknadelkopf- bis erbsengroße, weiße, rötliche, hautfarbene Knötchen (Mollusca contagiosa). Wucherungen (Hautpapillom).[10]

In Studien beobachtete man Schwellungen der Lymphknoten, bei Tierversuchen Tumore im Lymphgewebe und Hinweise auf ein erhöhtes Hautkrebsrisiko.

Am 11. März 2005 meldete das Deutsche Ärzteblatt, die US-amerikanische Zulassungsbehörde für Arzneimittel, die Food and Drug Administration (FDA), habe einen Warnhinweis für Hautcremes mit den Wirkstoffen Pimecrolimus und Tacrolimus verfügt. Beide Substanzen hätten das Potenzial, die Immunüberwachung des Körpers zu beeinträchtigen, »zu deren Aufgabe neben anderen auch die Abwehr von Tumoren zählt«.

Protopic

Vor Markteinführung von Protopic war die Substanz Tacrolimus vor allem dafür bekannt, dass sie das Abwehrsystem des Körpers unterdrückte und bei Transplantationspatienten eingesetzt wurde. Wenn der Körper eine transplantierte Niere oder Leber abzustoßen drohte, weil er sie als fremd identifizierte, behandelten Ärzte meist mit Tacrolimus, um das Abwehr- und Immunsystem zu unterdrücken. Auch wenn die Risiken bekannt waren, die Behandlung mit Tacrolimus war eine Frage der Priorität. Allerdings konnte der Einsatz des Immunsuppressivums auch zu äußerst gefährlichen Krankheiten führen. Das Risiko, an Hauttumoren zu erkranken, stieg. Eigentlich hätten die Patienten während der Behandlung mit Tacrolimus das direkte Sonnenlicht meiden müssen. Denn die Haut war den schädlichen UV-Strahlen ungeschützter ausgeliefert. Studien hatten ergeben, dass über fünf Prozent von Organtransplantierten an Hautkrebs starben.

Als der japanische Hersteller Fujisawa mit Protopic auf den Markt kam, waren die möglichen Nebenwirkungen der Substanz Tacrolimus bei der Behandlung von Transplantationspatienten bekannt. Bedenken bestanden wegen der möglicherweise krebsfördernden Effekte: Experten warnten schon 2001 im *Arznei-Telegramm* vor Tacrolimus. Während der Therapien sollten die Patienten UV-Lichtquellen meiden. Bei Tierversuchen war ein Anstieg von Tumoren aufgefallen. Klinische Studien bei Kindern waren mit der Substanz ohnehin untersagt worden. Das Bundesinstitut für Arzneimittel und Medizinprodukte befürchtete einen Anstieg von »Hautmalignomen durch Tacrolimus«.

Die Wirkung von Protopic setzte sehr schnell ein und sorgte schon nach wenigen Tagen für ein besseres Hautbild. Und der Effekt hielt an, solange die Creme benutzt wurde. Aber das konnte sich nach ihrer Absetzung schlagartig ändern. Nach zwei Wochen konnte es nicht selten zu einem Rückfall kommen. Nach einer dreimonatigen Therapie kam in zwei Drittel der Fälle die Krankheit innerhalb von acht Wochen zurück.[11] Bei weiteren kurze Zeit später.

Von ihren Erfahrungen mit Protopic berichtete eine Patientin in einem Blog, den sie unter dem Namen Veronique im April 2002 zwei Wochen nach Einführung des Medikaments in einem Internetforum für Neurodermitiker veröffentlichte:

»Der Besserung konnte man zusehen. Stündlich wurde meine Haut besser. Sie wurde blass und geschmeidig, und sie schuppte sich innerhalb von drei Tagen völlig ab. Es war, wie neugeboren zu sein. Ja, ich hatte auch die Nebeneffekte wie Juckreiz nach dem Auftragen und Brennen (was ich eigentlich genoss, da es nicht juckte), aber das fand ich ehrlich gesagt so was von scheißegal!

Die Haut wurde besser!!!

Ich benutzte Protopic zweimal am Tag, fast in einer homöopathischen Dosierungsweise. Wie soll frau auch sonst 176 Zentimeter mit 30 Gramm mehrere Tage versorgen?!?

Und dann kam der Hammer!

Nach einer Woche, innerhalb eines Tages, da könnte ich der Entwicklung ebenso gut zuschauen wie der Besserung, bekam ich Eiterpustel, die sich vergrößerten, verbreiteten, juckten und aussahen, als hätte ich Windpocken. Eine Bakterieninfektion machte sich über meinen Körper her. Nein, dem war nicht genug, ein Herpes-Virus kam noch dazu.

Also, Protopic absetzen, die Immunität wieder stärken, demzufolge kommt die Neurodermitis wieder zurück, und ich habe im Moment alles am Hals. Buchstäblich, und auch überall sonst.

Vor allem der Herpes, der sich in einer mir bis jetzt unbekannten Form auf meinen Ohren breitgemacht hat, macht mir zu schaffen. Es tut höllisch weh, suppt ununterbrochen, und mittlerweile sehen meine Ohren aus, als hätte ich sie mit Säure behandelt.

Auch nicht zu vergessen, was unter meinen Haaren los ist. Jedenfalls suppende Beulen, die wehtun, sich ausbreiten, zwischendurch jucken …«[12]

Die Hersteller von Protopic und Elidel bewerben ihre Medikamente als Alternativen zu den Kortisonpräparaten.

Inzwischen ist Elidel bereits in über 80 Ländern registriert und seit Ende 2003 das meistverschriebene rezeptpflichtige Medikament zur Behandlung von Neurodermitis in den USA, heißt es in den Unternehmensveröffentlichungen von Novartis.[13]

Auch die europäischen Behörden haben sich mit Elidel und Protopic auseinandergesetzt. Der wissenschaftliche Ausschuss der Europäischen Arzneimittelagentur in London schloss im März 2006 eine Sicherheitsbewertung für Elidel und Protopic ab:

»Die beiden Arzneimittel Protopic und Elidel mit den Wirkstoffen Tacrolimus und Pimecrolimus sind nur zur Behandlung der atopischen Dermatitis vorgesehen, wenn andere Behandlungsmöglichkeiten, wie z. B. die Therapie mit äußerlich anzuwendenden Glukocorticoiden (sog. Kortisonsalben), nicht ausreichend wirksam sind oder nicht vertragen werden. Die Behandlung soll von Ärzten mit Erfahrungen in der Diagnose und Behandlung der atopischen Dermatitis begonnen und überwacht werden. Kinder unter zwei Jahren oder Patienten mit geschwächter Immunabwehr sollen nicht mit Protopic oder Elidel behandelt werden.« Außerdem wurden die Empfehlungen zur Anwendungsdauer und der Art der Anwendung präzisiert. Die pharmazeutischen Unternehmer haben inzwischen Studien initiiert, in denen untersucht werden soll, ob bestimmte schwerwiegende Nebenwirkungen beider Arzneimittel (z. B. Lymphome) möglicherweise zeitlich sehr verzögert (nach Jahren) auftreten.[14]

Ein »Novartis«-Gespräch

Als Karsten Klingelhöller sich mit seiner neuen Creme bei Novartis bewarb und sie zur Produktion anbot, zeigte der Konzern kein Interesse.

Acht Jahre später fasst Klingelhöller seine Meinung zu den Konzernen so zusammen:

»Das Unternehmen hat seine wirtschaftlichen Potenziale vor diesem neuen Medikament schützen wollen. Denn dieses Medikament ist ja nicht einfach eines, das neben den anderen steht. Es eröffnet einen ganz neuen Behandlungsweg. Hier wird über eine echte Regeneration eine Verbesserung des Hautzustands erreicht. Wir unterdrücken nicht das Immunsystem. Wir führen keine anderen Krankheiten ein, um die Haut zu stabilisieren. Die B12-Creme normalisiert das Unterhautgewebe und auch die darüberliegende Haut, und zwar physiologisch. Das macht kein anderes Medikament.«

Eigentlich passte es nicht zur Philosophie der Novartis-Wissenschaftler, sich nicht weiter mit der B12-Creme zu beschäftigen. Denn wie hatte es Anton Schütz, ein Jahr nachdem er Elidel zur Marktreife gebracht hatte, formuliert: »Wenn eine Substanz besser ist, als der auf dem Markt befindliche Standard, beginnen wir mit der Entwicklung.«[15] Novartis aber setzte auf einen Wirkstoff, der dem Vitamin B12 in allen Belangen unterlegen schien. Hatte hier das Unternehmen vielleicht den eigenen »auf dem Markt befindlichen Standard« vor neuen Entwicklungen geschützt?

Allerdings gab es im Unternehmen durchaus Wissenschaftler, die von Klingelhöllers Angebot überzeugt waren und es am liebsten angenommen hätten. Doch die Konzernräson ließ für solche Positionen keinen Raum, wie sich später herausstellen sollte …

Zum Ende des Jahres 2008 wurde das Novartis-Unternehmen um zwei Interviews gebeten. In dem einen ging es um die Frage, wie der Konzern das Angebot, die B12-Creme herzustellen, damals beurteilte. In dem anderen Gespräch sollten Funktionsweise und Wirksamkeit von Elidel erklärt werden. Das erste Anliegen wurde abgelehnt. In einem Briefwechsel begründete der Leiter der Abteilung »Global Category R&D Head-Dermatology Novartis Consumer Health« die Absage mit den Richtlinien seines Unternehmens. Es sei ihm »nicht möglich, zu Produkten anderer Firmen eine Stellungnahme abzugeben«. Aus diesem Grunde könne er der Anfrage »bedauerlicherweise« nicht nachkommen.

Auf den Hinweis, dass es sich um ein Gespräch über ein Produkt handeln würde, das auch Novartis herstellen könne, ging er nicht weiter ein.

Für das zweite Interview – über die Wirksamkeit von Elidel – benannte die Pressestelle von Novartis Professor Torsten Zuberbier, Arzt an der Charité in Berlin. Er kenne sich bestens mit Elidel aus. Zuberbier verfügt über ein eigenes Pressebüro, das den Termin organisierte.

Das Interview mit dem Berliner Arzt fand während einer Zugfahrt zwischen Frankfurt und Köln statt.

Professor Zuberbier: »Elidel ist insofern ein innovatives Konzept, weil es nur ganz bestimmte Entzündungszellen behandelt, die gerade bei der Neurodermitis eine hohe Bedeutung haben. Die Kortisonpräparate haben einen kleinen Nachteil, eine größere Nebenwirkungsrate, da viele verschiedene Immunzellen betroffen sind und darüber hinaus auch noch Zellen des Bindegewebes. Dadurch kann es zu einer Hautverdünnung kommen, während in Elidel das Pimecrolimus ganz gezielt sogenannte T-Lymphozyten, das ist eine Untergruppe der weißen Blutkörperchen, und eine zweite Gruppe, die sogenannten Mastzellen, bekämpft.«

»Aber es handelt sich bei Elidel um ein Immunsuppressivum, das nach ähnlichen Prinzipien wirkt wie Kortison. Wo ist da die Alternative?«

Professor Zuberbier: »Von der prinzipiellen Ausrichtung ist es ein Immunsuppressivum. Das Wort klingt aber oft ganz schlecht. Man muss es den Patienten eigentlich so erklären, dass bei der Neurodermitis ein überaktives, ein sehr gutes Immunsystem vorliegt. Dieses überaktive Immunsystem führt dazu, dass die Patienten weniger Krebserkrankungen haben, aber – und das ist das Negative bei der Neurodermitis – vermehrt Immunzellen in die Haut eindringen und die Haut unnötig ärgern. So wie Elidel eingesetzt wird, wirkt es nur als eine sogenannte modulierende Substanz, das heißt, das Medikament dreht eigentlich nur die Aktivität auf den Grad zurück, der gesund wäre, der normal wäre.«

»In den USA wird Elidel aber nur in Verbindung mit einem besonderen Warnhinweis, der sogenannten Black Box verabreicht.«

Professor Zuberbier: »Diese Black-Box-Warnung ist inzwischen nicht mehr notwendig, denn wir wissen, dass unter der Behandlung mit Pimecrolimus und einer verwandten Substanz, dem Tacrolimus, die Wahrscheinlichkeit, bestimmte Hauttumore, Tumore wie Lymphome, zu entwickeln, unter den Normalwert gesunken ist.«

Professor Torsten Zuberbier beurteilt die Sicherheitswarnungen der amerikanischen Behörden unter einem ganz eigenen volkswirtschaftlichen Aspekt:

»Hier muss eigentlich ein Dialog beginnen. Wie viel Sicherheit wollen wir? Ab und zu passiert es, dass Behörden in vorauseilender Sorge Warnungen herausgeben, die beim Patienten Unsicherheit hervorrufen und dazu führen, dass dann weniger behandelt wird, was zu volkswirtschaftlichen Schäden, gerade bei Erkrankungen wie Neurodermitis, zu Leistungs- und Produktionsausfällen führt. Das heißt, die Betriebe in Europa bezahlen dann für solch eine Warnung.«

Professor Torsten Zuberbier ist als Arzt an der Charité mit der Forschung und Entwicklung von Medikamenten beschäftigt. Er ist nach eigenen Angaben zuständig für ein europäisches Allergienetzwerk, GALEN genannt, das europaweit 80 Institutionen, führende Universitätskliniken, die europäische Akademie für Allergologie und die europäische Patientenvereinigung zusammengeführt hat, um Therapieleitlinien im Bereich des Krankheitsfelds »Allergien« zu entwickeln. Es soll die Ergebnisse klinischer Forschungen und deren Umsetzung für die Praxis und Behandlung an Patienten sicherstellen. Zuberbier hat »Zugang zu sehr vielen, auch nicht veröffentlichten Studien, ebenso wie zu den frühesten jeweils veröffentlichten Forschungsergebnissen«. Von klinischen Studien mit einem Medikament, das auf Basis des Vitamins Cyanocobalamin funktioniert, hat er noch nichts gehört. Er vermute, »dass sie durch das Raster gefallen sind, da in den Leitlinien nur die doppelblind randomisiert kontrollierten Studien erfasst werden«. In der klinischen Anwendung spiele B12 daher keine Rolle. Zuberbier kennt keinen Patienten, der damit behandelt wurde. Offensichtlich kennt er die Veröffentlichungen seiner Kollegen aus Bochum nicht.

Die klinischen Studien der Professoren Altmeyer, Stücker und anderer sind mit der Einbindung eines Zufallsmechanismus durchgeführt worden.[16] Randomisiert bedeutet, bekannte und unbekannte Einflussmöglichkeiten auf die Studienergebnisse unter den Patienten in den Test- und Kontrollgruppen gleichmäßig zu verteilen. Die Ergebnisse der Studien sind in vielen Fachzeitschriften veröffentlicht worden, nicht nur im *British Journal of Dermatology*. Veröffentlichungen über die Behandlung der Neurodermitis mit B12 gab es auch in der *Medical Tribune*, der *Dermatology*, dem *Journal of the American Academy of Dermatology* (JAAD) und dem *Journal of Dermatological Science*.

Was auch immer die Gründe dafür waren, dass die Veröffentlichungen über die B12-Innovation nur von wenigen Wissenschaftlern unter den Dermatologen in Deutschland registriert worden waren, in den USA nahm man sie zum Anlass eigener Studien.

Stiefkinder der Pharmakonzerne

Eine Entdeckung in South Carolina

Spartanburg im US-Bundesstaat South Carolina ist eine typisch amerikanische Kleinstadt. Die meisten der 50 000 Einwohner leben in den charakteristischen Holzhäusern, die sich zu den Straßen hin mit ihren überdachten Veranden öffnen. Auf jeder zweiten steht ein Schaukelstuhl, in dem bei gutem Wetter auch meist jemand sitzt, der entspannt den Straßenverkehr beobachtet. Eine Idylle, in die das Regional Healthcare System, das die Einwohner von Spartanburg nur »the rock«, den Felsen nennen, nicht so recht passt. Es ist eines dieser riesigen Krankenhäuser, in denen sich die Patienten und Besucher schnell verlaufen. Im fünften Stock arbeitet der Dermatologe Ronald P. Januchowski. Seit Jahren stellt er fest, dass die Zahl seiner Patienten, die an *skin deseases*, Hautkrankheiten, leiden, stetig steigt. Atopic dermatitis, die Neurodermitis, ist für ihn logische Folge der zunehmenden Umweltbelastungen, denen die Haut ausgesetzt ist. Im Dezember 2006 stieß Januchowski beim Surfen durch die Internetseiten auf einen Artikel in der Zeitschrift *Journal of Dermatological Science*, dem offiziellen Organ der Japanischen Gesellschaft für dermatologische Studien. Er entdeckte Hinweise auf klinische Untersuchungsreihen der Professoren Altmeyer und Stücker aus Bochum und fand schließlich den Originalartikel der beiden Deutschen in der britischen Fachzeitschrift. Januchowski war fasziniert von den Ergebnissen der klinischen Testreihe mit einer Creme, deren Wirkungsweise sich durch ein einziges Vitamin, das Cyanocobalamin, erklärte. Er war verblüfft von der Schlichtheit der Rezeptur, die lediglich aus Na-

59

turprodukten besteht. Kortison, mehr noch die Immunsuppressiva wie Elidel und Protopic waren für den amerikanischen Arzt bei den meisten seiner Patienten ohnehin nicht anwendbar. Die Black Box, in der die Nebenwirkungen der Arzneimittel aufgelistet waren, verbot eine Behandlung an Kindern. Kinder mit Hautkrankheiten aber bildeten schon seit Jahren die größte Gruppe seiner Patienten.

»Eine exzellente Mixtur«

Hautarzt Ronald P. Januchowski entschloss sich noch im Jahr 2006 zu prüfen, ob die B12-Creme auch für Kinder geeignet sein könnte, und traf erste Vorbereitungen für eine eigene klinische Studie im Krankenhaus von Spartanburg. Wie aber konnte er an die Rezeptur der B12-Creme aus Deutschland kommen? Wie war das genaue Mengenverhältnis zwischen dem Vitamin und dem Avocadoöl? Was kam noch hinzu? Januchowski wollte die Mixtur selbst anrühren und an seinen kleinen Patienten ausprobieren. Auf Seite 4 der internationalen Patentschrift vom 22. Dezember 1994 wurde er fündig: »Herstellung einer Salbe: 350 ml Avocadoöl, 350 ml destilliertes Wasser, 70 ml D-Panthenol, 525 mg Cyanocobalamin, 175 mg Hydroxycobalamin und 100 g Emulgator, zum Beispiel unter dem Handelsnamen Euxyl K, Lamecreme oder Emulsan, vermischt und anschließend auf 1000 ml aufgefüllt.«

Knapp eine Meile von seinem Krankenhaus entfernt befindet sich das Center of Pharmacy von Spartanburg, ausgestattet mit den modernsten Technologien zur Herstellung von Arzneimitteln. Anfang 2007 ließ Januchowski hier so viel von der Creme herstellen, dass die Menge für die Behandlung von 21 Patienten über vier Wochen ausreichen würde. Als er den Apotheker dabei beobachtete, wie er die Creme zusammenstellte, war auch er, wie seinerzeit seine Kollegen in Bochum, ein wenig irritiert. Die rosafarbene Creme machte den Eindruck, als würde sie die empfindliche Haut der Kinder auch noch mit bonbonfarbigem Lack einfärben. Aber die Probe, die er auf seiner Haut einrieb, hinterließ keine Farbe. Mit ein paar Kartons voller 125-ml-Dosen mit der B12-Creme machte er sich auf den Weg ins Krankenhaus, um seine jungen Patienten zu behandeln.

Im Dezember 2008 erzählt Dr. Ronald Januchowski »wie aufgeregt er war, als die Creme schließlich angerührt war. Ich hatte in der Vergangenheit mit so vielen Nebenwirkungen zu tun gehabt. Jetzt ging es darum, ob die exzellenten Erfahrungen mit erwachsenen Patienten in Europa auch hier bei der Behandlung der Kinder gemacht werden könnten.«

Am Ende seiner vierwöchigen »clinical trials« vom April 2007, die wie auch die früheren Versuche in Deutschland als »double-blinded, randomized controlled trial« durchgeführt worden waren, hatte sich auch im amerikanischen Spartanburg die positive Wirkung der B12-Creme bestätigt. Es gab keinerlei Nebenwirkungen auf der Haut der behandelten Kinder. In allen Fällen hatten sich die Ekzeme und Entzündungen zurückgebildet. Das Ergebnis aber stellte den Mediziner vor ganz neue Probleme.

Viele Eltern, die an ihren Kindern die positive Wirkung beobachtet hatten, kamen nach Beendigung der klinischen Studien zu ihm, um zu fragen, ob die Versuche nicht fortgesetzt werden könnten. Nichts habe in der Vergangenheit so gut geholfen wie diese Creme. In einigen Fällen konnte Januchowski auf ein paar Reserven zurückgreifen.

Im Dezember 2008 besucht Ella McGhee, eine der Mütter, deren Kinder an der klinischen Studie mit der B12-Creme teilgenommen hatten, die Praxis von Januchowski. Der Arzt will das vierjährige Mädchen untersuchen und die Hautflächen prüfen, die vor der Behandlung so »terrible dry«, so schrecklich trocken, waren, und die das Mädchen so unter »itching excema«, juckendem Ausschlag, leiden ließen. Er fragt die Mutter, ob es irgendwelche Probleme mit der B12-Creme gegeben habe. Ob es ein Brennen gab oder irgendetwas anderes? »Nein«, sagt die Mutter, »überhaupt nicht. Meine Tochter selbst war es, die mich immer daran erinnerte, die Creme zu nehmen. Wir waren sehr glücklich damit.« Als Januchowski nach den behandelten Hautflächen der kleinen Patientin sucht, kündigt ihm die Mutter an, dass er nichts finden wird. »All these skin deseases are gone.« Dann will sie wissen, wie lange die Wirkung anhalten wird. Der Arzt ist vorsichtig und eröffnet der Mutter, dass ein neuer Schub durchaus möglich ist, solange sie die Creme nicht nehmen kann. »Wann kann ich sie denn kaufen?«, fragt die Mutter. »Dann, wenn sich jemand findet, der sie herstellt. Ich weiß es nicht«, lautet die ehrliche, aber ratlose Antwort des Arztes. Dann verspricht er der Mutter zu überprüfen, ob er die Creme im Einzelfall anrühren lassen kann und was das kosten wird.

In einem Interview erzählte Ronald Januchowski über ein Elternpaar, das ihm Geld bot, um weiter an die Creme zu kommen. »Das zeigte auf eine ziemlich dramatische Weise, wie das B12 wirkte. Die Mutter rief mich immer wieder an und fragte, ob es nicht eine Möglichkeit gäbe, die Behandlung fortzusetzen. Ich erklärte ihr, dass es dieses Medikament noch nicht gibt. Und bevor es in den USA auf den Markt kommt, müssen noch einige Tests stattfinden. Wenn es aber in Deutschland, wo es zugelassen ist, produziert und verkauft werden würde, dann könnte ich es ihr auch geben. Ich glaube, dass die Eltern seitdem immer wieder im Internet nach dem neuen Mittel gegen Neurodermitis aus Deutschland suchen.«

Der amerikanische Arzt hatte seine klinische Studie mit der Originalrezeptur aus der Patentschrift bestritten. Dass er nicht über die Patentrechte verfügte, war für die Behandlung seiner kleinen Patienten innerhalb der Studie kein Hindernis.

Fragwürdige Kinderzulassungen

Jedes fünfte Kind leidet schon in den ersten beiden Lebensjahren an Neurodermitis. Im Juni 2009 wies die Bundesvereinigung Deutscher Apothekerverbände darauf hin, dass bei der Behandlung von Kindern mit Kortisoncreme besondere Sorgfalt geboten sei. Ein solches Mittel dürfe nur einmal am Tag aufgetragen und müsse spätestens nach einer Woche wieder abgesetzt werden. Dann sollte man die Kinder mit nebenwirkungsfreien Basiscremes behandeln. Und »in den Windelbereich« gehöre Kortison schon gar nicht. Und was die Behandlung von Kindern mit Medikamenten betrifft, gibt es ohnehin ein großes Defizit: Zwischen 60 und 80 Prozent aller Medikamente, die in den Kliniken an Kindern angewendet werden, sind nicht vorher auf ihre Wirkung an jungen Patienten getestet worden. Viele Arzneimittel werden überhaupt nicht daraufhin geprüft, ob ihre Substanzen für Kinder geeignet sind. Kinder haben ganz eigene Stoffwechselfunktionen, ihre Nieren scheiden nach anderen Gesetzmäßigkeiten aus als die der Erwachsenen. Das Gleiche gilt für die Entgiftung durch die Leber. Deshalb können allgemeine Prüfergebnisse nicht ohne Weiteres auf Kinder übertragen werden. Es genügt auch längst nicht immer, die Dosis zu verringern. Notwendig wären also eigene Kinderstudien. Nur, zusätzliche Studien kosten die Konzerne noch mehr Zeit und noch mehr Geld. Studien mit Kindern durchzuführen ist äußerst kompliziert. Der Pharmahersteller Pfizer ging einen ganz besonderen Weg. Der aber endete im Sommer 2009 in der 42. Straße von New York, im Pfizer-Hauptquartier, mit der Bekanntgabe einer Entschädigung in Millionenhöhe: Als 1996 im nigerianischen Bundesstaat Kano eine Epidemie von Meningitis, Masern und Cholera ausbrach, erfuhr Pfizer, dass nahezu 110 000 Menschen betroffen waren, darunter viele Kinder. Zu dieser Zeit befand sich das Antibiotikum ›Trovan‹ mit dem Wirkstoff »Trovafloxacin« in der klinischen Entwicklung und war nach Konzernangaben an »über 5000 Patienten in den Vereinigten Staaten, in Europa und in anderen Ländern« erprobt worden.[17] Pfizer nahm Kontakt zu nigerianischen Ärzten auf und bezahlte sie für eine Testreihe an 200 Kindern. Aber während der Studien traten bei den kleinen Probanden Komplikationen auf. Kinder starben, andere erblindeten oder trugen lebenslange körperliche oder geistige Behinderungen und Schäden davon. Pfizer behauptete, dass »im Falle von ›Trovan‹ alle zum damaligen Zeitpunkt verfügbaren wissenschaftlichen Daten aus den klinischen Studien auf ein hohes lebensrettendes Potenzial dieser Therapie im Angesicht einer tödlichen Erkrankung« hingedeutet hätten. Und dieses sei in Kano auch erreicht worden.[18] In Kano aber warfen die Eltern Pfizer vor, die kranken Kinder ohne ihre Zustimmung mit dem neuen Medikament behandelt zu haben. 30 Familien zogen vor ein New Yorker Gericht, klagten gegen den Konzern und behaupteten, der Konzern habe keine Genehmigung der nigerianischen Behörden für die Tests an den Kindern eingeholt. Gutachter behaupteten, dass Unterlagen gefälscht worden seien. Pfitzer widersprach dem. Der Verkauf des umstrittenen Antibiotikums an Erwachsene lief weiter. Bis zum April 1999 wurde Trovan über 2,5 Millionen Mal verschrieben. Dann informierte die amerikanische Zulassungsbehörde die Ärzte in den USA über das Risiko von Leberschäden bei der Therapie mit Trovan. Am 9. Juni 1999 wurde eine Liste von 100 Komplikationen veröffentlicht, in der 14 Fälle eines akuten Leberversagens dokumentiert waren. Vier Patienten musste eine neue Leber transplantiert werden. Fünf weitere Patienten starben. Pfizer stellte den Vertrieb des Medikaments ein.[19] Dennoch behauptete der Konzern auch weiter, dass die Versuche in Nigeria allen medizinischen und ethischen Kriterien entsprochen hätten. Die behandelten Kinder seien an den Folgen der Meningitis und nicht etwa an der Behandlung mit dem neuen Antibiotikum gestorben.

Am Donnerstag, dem 30. Juli 2009, über 13 Jahre nach den Vorfällen in Nigeria, lenkte der Konzernvorstand schließlich ein. Um einen langwierigen Rechtsstreit zu vermeiden, sei Pfizer bereit, der Regierung des nigerianischen Bundesstaates Kano und den Eltern der behandelten Kinder umgerechnet insgesamt 53 Millionen Euro zu bezahlen, umgerechnet 35 Millionen Dollar seien für die Familien der getöteten und erkrankten Patienten bestimmt, 30 Millionen zur Unterstützung des Gesundheitssystems im nordnigerianischen Bundesstaat Kano. Zehn Millionen Dollar schließlich für die Übernahme der bisherigen Gerichtskosten. »Die Zahlungen können aber nicht als Schuldeingeständnis verstanden werden«, erklärte der Chefjurist von Pfizer, Brad Lerman. Die Einigung sei der beste Weg, um die Beziehungen zwischen Pfizer und Nigeria fortzusetzen »und sich auf das zu konzentrieren, was wirklich zählt – die Gesundheit aller Nigerianer zu verbessern«.[20]

In den Ländern der Europäischen Union soll künftig eine neue Verordnung dafür sorgen, dass zu jedem Antrag auf eine Arzneimittelzulassung bei der Europäischen Arzneimittelbehörde (EMEA) ein geregeltes Prüfkonzept für die Anwendung bei Kindern vorgelegt wird. Fehlt dieses »Prüfungsversprechen«, kann die Behörde die Zulassung der neuen Substanz verweigern, auch wenn sie noch so wirksam erscheint. In Zukunft werden die Arzneimittelhersteller gezwungen, die Kinderverträglichkeit bei ihren Neuentwicklungen zu berücksichtigen. Im Vorgriff auf die neuen Bestimmungen hat die Europäische Arzneimittelbehörde bereits in einigen Fällen die Zulassung verweigert, weil es keinen Prüfplan für Kinder gegeben hatte.[21]

Konzernstrategien und Bankinteressen

Verhandlungen mit einem Global Player

Nach der Absage von Novartis traf im Herbst 2002 bei der Regeneratio Pharma AG in Wuppertal eine Nachricht ein, die alle Beteiligten in den Büroräumen elektrisierte. Die Banker von Viscardi, jener Münchner Investmentbank, die inzwischen an Klingelhöllers Firma beteiligt war, hatten einen Kontakt zu einem der ganz Großen in der Pharmabranche vermittelt. Xavier Yon, Vorstandsvorsitzender von Galderma, wollte sich mit dem Erfinder der B12-Creme treffen. Das hieß, Yon lud nach Paris in die Firmenzentrale seines Unternehmens ein, das 1981 von Nestlé und L'Oréal gegründet worden war. Galderma, so die Vorstellung seiner Eigner, sollte sich mit der Entwicklung und Herstellung von Substanzen beschäftigen, die als dermatologische Produkte auf den Markt gebracht werden sollten. Ein »umfangreiches internationales Forschungsprogramm und die Einrichtung eigener modernster Laboratorien sollten für die ständige Weiter- und Neuentwicklung innovativer Präparate sorgen«, hieß es in der Firmenbroschüre des Konzerns. Xavier Yon ließ mitteilen, er strebe eine Vereinbarung mit den Wuppertalern über die Produktion von Regividerm an. Zuvor aber sollte der Erfinder mit seiner Creme an die Côte d'Azur reisen, in einen Ort ganz in der Nähe von Nizza. Dort würden Fachleute des firmeneigenen Laborzentrums die B12-Creme auf ihre Inhaltsstoffe prüfen.

Ein paar Wochen später stand Karsten Klingelhöller mit drei Mitarbeitern und ein paar Dosen seiner B12-Creme vor dem Galderma-Forschungs- und Entwicklungszentrum in dem südfranzösischen Küstenstädtchen Sophia Antipolis. Er war sehr aufgeregt. Jetzt stand er vielleicht kurz vor der Erfüllung seines Traums. Es sah tatsächlich danach aus, dass seine Creme bald in großen Mengen hergestellt würde. Die Architektur und die Ausmaße des konzerneigenen Laboratoriums vermittelten ihm sehr deutlich, dass er es mit einem der weltweit größten Unternehmen zu tun hatte, die sich mit dermatologischen Produkten beschäftigten. Die luxuriöse Ausstattung des Forschungszentrums demonstrierte außerdem, in welcher »Liga« die Wissenschaftler von Galderma spielten. Das Gebäude war gerade zur Großbaustelle geworden. Bald würden hier nicht nur 150, sondern 450 Mitarbeiter in der dermatologischen Forschung arbeiten. An der französischen Mittelmeerküste sollte so etwas wie die Ideenschmiede für die Entwicklung neuer Medikamente gegen Hautkrankheiten entstehen, ein Technologiepark zur Produktionsvorbereitung gewinnträchtiger Präparate unter anderem gegen Neurodermitis. Klingelhöllers Aufregung mischte sich mit seiner Bewunderung für die Ausmaße des Forschungskomplexes. Unter solchen Bedingungen als Wissenschaftler arbeiten zu können, muss ein Traum sein, dachte er, während er mit seinen Leuten in der Empfangshalle des Laboratoriums wartete. Nach ein paar Minuten wurden die Deutschen vom Abteilungsleiter, seinem Stellvertreter und zwei weiteren Mitarbeitern in einen Besprechungsraum geführt. Die Konzernmitarbeiter machten auf die deutschen Besucher allerdings schon gleich zu Anfang einen irgendwie ablehnenden Eindruck. Klingelhöller und seine Begleiter wurden zwar freundlich, aber kühl empfangen. Merkwürdig, immerhin waren sie vom Chef des Unternehmens selbst eingeladen worden. Aber vielleicht war es genau das, was die Forscher in der Galderma-Außenstelle störte. Über 150 angestellte Wissenschaftler und Techniker, Pharmakologen, Allergologen und Dermatologen hatten schließlich in jahrelangen Forschungsarbeiten nicht die Spur von dem gefunden, was Klingelhöller in seinem Küchenlabor in der Wuppertaler Eintrachtstraße entdeckt hatte: ein hochwirksames Mittel gegen Neurodermitis und Psoriasis. Da war einer wie er, der behauptete, das, wonach sie suchten, längst gefunden zu haben, vermutlich nicht willkommen. Die Blicke der Galderma-Forscher auf die rosarote Masse in den weißen Dosen mit den roten Schraubdeckeln waren von Anfang an voller Skepsis, und sie blieben es. Während der Gespräche diskutierten sie freilich nicht über die Wirksamkeit der B12-Creme. Die stand nach Durchsicht aller Unterlagen außer Frage. Die Galderma-Forscher behaupteten nur, dass man Regividerm so ohne Weiteres nicht zulassen könne. Man benötige deutlich mehr Testphasen und Studien, als bisher durchgeführt worden seien. Man müsse davon ausgehen, dass bis zu 40 Wissenschaftler in verschiedensten Testphasen damit beschäftigt seien, ein Mittel bis zur Marktreife zu bringen. Verbunden mit Kosten bis zu 400 Millionen Euro. Es sei vor allem zunächst zu klären, was denn überhaupt in der Creme für die positive Wirkung auf die kranken Hautflächen sorge. Vermutlich sei es gar nicht das Cyanocobalamin, also das Vitamin B12, sondern das Avocadoöl. Noch wahrscheinlicher aber sei es, dass der Emulgator, der in der Creme stecke, für die heilende Wirkung sorge. Die Galderma-Forscher behaupteten sogar, dass es möglicherweise das Glyceril-Stearat sei, das so hervorragend wirke. Dieser Emulgator, der Wasser- und Ölanteile verbindet, hätte auch bei einem Galderma-Produkt gegen Akne bestens gewirkt. Damit meinten sie das Produkt Differin, ein Gel, das schon seit den 90er-Jahren verkauft wurde.

Später erinnert sich Klingelhöller an den Besuch im Galderma-Forschungszentrum: »Das Galderma-Zentrum war ein Gebäude vom Allerfeinsten, luxuriös und mit allem ausgestattet, was ein Forscherherz erträumt. Allerdings waren wir damals schon der Meinung, dass ihre Arbeit den Entwicklungen hinterherhinkte. Das Labor hatte sich bis dahin mit Vitamin D3 beschäftigt, aber nicht sehr erfolgreich. Soweit wir das einschätzen konnten, hatte das Labor kein einziges Medikament, kein einziges Mittel erfunden, mit dem das Unternehmen auf den Markt gehen konnte. Dann kamen wir und zeigten denen die Lösung.«

Als Karsten Klingelhöller und seine Kollegen das Galderma-Laboratorium verlassen hatten und wieder auf dem Weg nach Wuppertal waren, glaubten sie nicht so recht daran, dass der Konzern die B12-Creme jemals herstellen würde. Dennoch waren sie gespannt auf das, was der Galderma-Vorstandsvorsitzende sagen würde.

Von Xavier Yon behauptete man, er herrsche absolutistisch über das Firmenimperium. Und er hatte bisher großes Interesse an der B12-Creme geäußert. Wenn dem so ist, könnte er doch auch über die Einführung eines neuen Produkts entscheiden, hofften die Wuppertaler, trotz der nicht gerade zustimmenden Haltung der Forscher in den Galderma-Laboratorien von Sophia Antipolis.

Ein halbes Jahr später, im Mai 2003, traf bei Regeneratio Pharma in Wuppertal eine Nachricht aus Paris ein, die mindestens so elektrisierend war wie die vom vergangenen Herbst. Xavier Yon ließ mitteilen, Galderma sei zu Gesprächen über ein »option agreement milestones payment« bereit und lade in die französische Hauptstadt ein. Dem Unternehmen gehe es um eine Vereinbarung, sich an der Finanzierung der Vermarktung des Produkts zu beteiligen, allerdings zu Bedingungen, die der Konzern bestimme.

Als man sich schließlich zu den Verhandlungen im Vorstandskasino der Konzernzentrale in Paris traf, stellte sich bald heraus, dass es schwierig werden würde. Klingelhöller hatte wieder den Eindruck, dass seine Erfindung »kleingeredet« wurde. Auch die Summen, mit denen sich Galderma beteiligen wollte, schienen ihm für ein solch großes Unternehmen viel zu gering. Zum Entsetzen seiner Firmenkollegen aus Wuppertal brach er die erste Verhandlungsrunde ab. Und dies war nicht das erste Mal, dass man sich in der Regeneratio Pharma AG über Taktik und Strategie der Vermarktung nicht einig war. Aber die Verhandlungen wurden wieder aufgenommen, und noch im selben Monat kam es tatsächlich zu einem Abschluss. Galderma sagte zu, alle anstehenden Entwicklungskosten der Creme zu finanzieren und die Markteinführung von Regividerm zu übernehmen. Die Vereinbarung: Nach Markteinführung würde Galderma 92 Prozent vom Umsatz der Regividerm-Creme erhalten, acht Prozent sollten der Firma des Erfinders bleiben. Allerdings beinhaltete die Vereinbarung auch, auf dem Weg dorthin bestimmte »Milestones« zu erreichen. Gezahlt würde erst dann, wenn die Bedingungen erfüllt seien.

Zu den vereinbarten »Milestones« gehörte auch die Durchführung einer klinischen Prüfung, damit die Creme in den USA als Medikament angemeldet werden konnte. Den Auftrag, die Creme einem Test zu unterziehen, erhielt auf Empfehlung von Galderma das amerikanische Institut Cu-Tech, das auch vorher schon an Galderma-Produkten klinische Studien für den US-Markt durchgeführt hatte. Chef dieses Unternehmens mit Sitz im amerikanischen Mountain Lakes war Bill Cunningham. Er hatte an dem Treffen zwischen Klingelhöller und den Galderma-Forschern im Forschungszentrum von Sophia Antipolis teilgenommen, sich aber an dem Gespräch nicht beteiligt.

Sein Institut prüfte nach dem Prinzip des sogenannten »Dose Ranging«, um den optimalen Anteil an Vitamin B12 in der Creme für die Behandlung von Neurodermitis und Psoriasis herauszufinden. Für die Auftraggeber aus Wuppertal eine Routineprüfung. Denn sie waren fest überzeugt: Die Wirksamkeit der B12-Creme hatte sich inzwischen in mehreren Tests zweifelsfrei erwiesen und würde sich in weiteren Studien nur bestätigen. In Wuppertal wartete man deshalb gelassen auf die Ergebnisse aus den USA. Und die kamen im Oktober 2003 in Form einer Expertise von Cu-Tec. Was darin zu lesen war, verschlug den Wuppertalern die Sprache. Die B12-Creme, ließ Bill Cunningham mitteilen, sei durch die Studien gefallen. Die erhoffte Wirkung sei ausgeblieben. Regividerm sei in dieser Form nicht weiterzuentwickeln.

Es konnte sich um nichts als einen Irrtum handeln, dachte Klingelhöller und ließ sich aus den USA die Protokolle der Prüfungen schicken. Irgendetwas musste da schiefgegangen sein. Wenn die negativen Ergebnisse aus den USA auf die Creme selbst zurückzuführen waren, dann konnten alle anderen klinischen Studien auch nicht mehr gelten. Waren jedoch die bisherigen Studienergebnisse zutreffend, dann stimmte etwas mit den amerikanischen Tests nicht.

Klingelhöller gab den Forschungsbericht von Cu-Tec zur Analyse und Beurteilung an den Lehrstuhlinhaber für Statistik an der Technischen Universität Dortmund, Professor Joachim Hartung, weiter. Und der erstellte ein Gutachten, in dem gleich mehrere statistische Fehler bei der Bewertung der Studie kritisiert wurden. Hartung bemängelte, dass unter den Probanden auch Patienten gewesen seien, die während der Tests ihre Verhaltensweisen geändert hätten. Daher hätten sie eigentlich aus der Wertung ausgeschlossen werden müssen.

Professor Dr. Joachim Hartung, Statistiker an der Universität Dortmund, nennt in einem Gespräch mit dem Autor am 27. April 2009 die Kriterien, die von der Studie nicht erfüllt wurden: »Was ich auch eigenartig fand, war die Tatsache, dass in der Studie schwarze Patienten, Mitglieder eines ganz bestimmten afrikanischen Stammes, beteiligt waren, von denen man wusste, dass ihre Haut ganz anders als die von Weißen reagiert. Zudem waren nach meiner Auffassung statistische Regeln nicht eingehalten worden.

Ich erinnere mich, dass wir der ausführenden Firma in den USA eine Reihe von Fragen geschickt haben. Nie haben wir eine Antwort bekommen.«

Die nachträglichen Untersuchungen von Professor Hartung konnten nicht mehr verhindern, dass die amerikanische Studie von Galderma zum Anlass genommen wurde, den Vertrag mit Klingelhöller zu stornieren.

Am 17. November 2003 veranlasste die Konzernführung die sofortige Kündigung des Vertrags mit der Regeneratio Pharma AG. Begründung: Die geforderten Milestones auf dem Weg zur Vermarktung von Regividerm seien nicht erreicht worden. Vom Galderma-Chef selbst war keine Unterstützung mehr zu erwarten. Denn der Vorstandsvorsitzende Xavier Yon hatte den Konzern kurze Zeit später verlassen und war in den Ruhestand getreten. Fünfeinhalb Jahre später, genau am 23. April 2009 gegen 14 Uhr 15 aber sollte sich Yon im Kampf um die Herstellung von Regividerm wieder ins Spiel bringen ...

Der Plan des Bankdirektors

Ein Kölner Kreditinstitut war jahrelang die Hausbank von Karsten Klingelhöller. Zur Betreuung ihres Kunden hatte die Bank einen Mitarbeiter im Range eines Direktors beauftragt: Peter Ruby. Dieser war von dem Projekt des Kunden Klingelhöller äußerst angetan. Nicht nur, weil er von der milliardenschweren Marktbewertung der Creme durch PriceWaterhouseCoopers wusste, sondern weil er inzwischen auch als Aktionär an dem Wuppertaler Unternehmen beteiligt war. Klingelhöller hatte ihm die Aktien zum Stückpreis von einer D-Mark überlassen, sozusagen als Freundschaftsdienst.

Im November 2001 war Ruby Mitglied des Aufsichtsrats der Regeneratio Pharma AG geworden. Er war im Besitz von 200 Aktien und versicherte Firmenchef Klingelhöller, die Bank werde ihn auch in finanziell schwierigen Zeiten begleiten. Gemeinsames Ziel sei die Markteinführung des Medikaments.

Vier Monate später benötigte die Firma eine Kapitalerhöhung von 750 000 Euro, um weitere Genehmigungsverfahren für die B12-Creme finanzieren zu können. Dazu bedurfte es eines Kredits, den Aufsichtsrat Peter Ruby natürlich bei seiner Bank beschaffen wollte. Ruby versicherte, dass sich der Kreditausschuss der Bank bereits mit der Frage beschäftigt habe.

Am 8. März 2002 sprachen Bankdirektor Peter Ruby und ein Prokurist der Bank in einer Telefonkonferenz mit Karsten Klingelhöller und seinem Mitarbeiter Richard Nering in Sachen Kreditvergabe. Klingelhöller erwartete ein paar technische Details zur Abwicklung des Kredits. Aber die Banker teilten ihm »zu ihrem größten Bedauern« mit, dass sich der Gesellschafterausschuss des Kreditinstituts wider Erwarten gegen ein weiteres Kreditengagement ausgesprochen habe. Dies, so der Bankdirektor, sei nicht gegen die Firma von Herrn Klingelhöller gerichtet, sondern habe etwas mit einer veränderten Bankpolitik zu tun.

Tatsächlich waren nach den Anschlägen vom 11. September 2001 in New York die Banken verunsichert und hatten ihre Kreditpolitik radikal geändert. Die Blase der sogenannten New Economy und des Neuen Marktes war schon vorher geplatzt. Es begann die Zeit der Zurückhaltung bei der Kreditvergabe; nun glitten vor allem mittelständische Unternehmen gleich zu Tausenden in die Zahlungsunfähigkeit ab.

Klingelhöller befand sich plötzlich in einer ausweglosen Situation. Er hatte sich auf die mündliche Zusage des Kölner Bankdirektors und gleichzeitigen Mitglieds des Aufsichtsrats seiner Firma verlassen. Er kannte keine andere Bank, die ihm kurzfristig einen neuen Kredit geben würde.

Ruby machte ihm einen Vorschlag: Als »director private banking« kenne er eine Menge Kunden, die als Privatanleger für die Beteiligung an der Regeneratio Pharma AG infrage kommen könnten. Mit ihnen wolle er Kontakt aufnehmen, um sie für eine Investition durch Aktienkäufe zu gewinnen. Wenn die Bank zurzeit keine weitere Kapitalerhöhung finanzieren wolle, ließen sich bestimmt andere Investoren finden.

Bankdirektor Ruby, dessen Arbeitgeber dabei blieb, keinen weiteren Kredit mehr an die kleine Firma in Wuppertal zu geben, machte sich also selbst auf die Suche nach Investoren. Unter den Interessenten befand sich auch ein ehemaliger persönlich haftender Gesellschafter der Bank. Alle anderen stammten aus der Kundenkartei. Im Mai 2002 rief Ruby auch Rüdiger Weiss an, selbst ein ehemaliger Bankkaufmann, der jetzt sein Geld mit Immobilien verdiente und seit Jahren zur Kundschaft des Kölner Kreditinstituts gehörte.

»Der Bankdirektor«, erinnert sich Weiss, »sprach von einem äußerst lohnenden Investment und empfahl mir, die Aktien der Regeneratio Pharma zu kaufen. Er selbst sei Mitglied des Aufsichtsrats. Die Bank habe ein Merger-und-Akquisitions-Mandat. Sozusagen eine hundertprozentige Angelegenheit.«

Rüdiger Weiss wurde neugierig und ließ sich von Ruby noch im selben Monat, zusammen mit einem weiteren Interessenten, einen Gesprächstermin mit Klingelhöller in dessen Firma in Wuppertal vermitteln.

Die Geschichte, die ihm der Regividerm-Erfinder erzählte, faszinierte ihn. Das Ergebnis des Gesprächs war die Entscheidung für eine Beteiligung. Rüdiger Weiss kaufte insgesamt 5500 Aktien zum Stückpreis von 90 Euro. Damit war er mit 495 000 Euro an der Regeneratio Pharma AG beteiligt.

Dass seine Hausbank dem Unternehmen keine Darlehen mehr geben würde, an dem sich Rüdiger Weiss gerade auf Empfehlung eines Direktors des Instituts hin beteiligt hatte, darüber war der neue Aktionär allerdings nicht informiert worden. Dass das Kölner Kreditinstitut mit einer »veränderten Risikoeinschätzung« dem ›Einprodukt-Unternehmen‹ Regeneratio keine weiteren Kredite gewähren wollte, erfuhr Rüdiger Weiss erst viel später. Daraufhin suchte er einen der Chefs der Bank auf, um mehr über ihre Geschäftspolitik in Bezug auf die Regeneratio Pharma AG zu erfahren. Am 8. Dezember 2003 kam es zu einem Gespräch mit dem Bankchef im Kölner Bankhaus. Weiss erzählte ihm, wie dessen Angestellter Ruby ihn »mit viel persönlichem Einsatz dazu gebracht habe, Aktionär der Regeneratio zu werden«. Jetzt wolle er als Kunde des Kreditinstituts wissen, warum ein leitender Angestellter der Bank wie Direktor Ruby Aktionär von Regeneratio Pharma sei, während die Bank selbst mit dem Unternehmen nichts mehr zu tun haben wollte. Der Bankchef ließ sich zu keiner konkreten Auskunft hinreißen, versprach aber, in dieser spannenden Geschichte zu helfen. Er selbst sei auch kreativen Ideen gegenüber aufgeschlossen. Der persönliche Einsatz seines Angestellten Ruby schien für den Bankchef nicht weiter von Belang zu sein. Zum Ende des Gesprächs kündigte er an, dass sich jemand aus der Rechtsabteilung um die Sache kümmern würde.[22]

Im April 2009 ist in Köln zum zweiten Mal ein Gerichtstermin in der Sache verschoben worden. Weiss und andere Aktionäre wollen der Bank nachweisen, dass Bankdirektor Ruby »vorsätzlich relevante Informationen unterschlagen habe, um sich eigene finanzielle Vorteile« zu verschaffen. Sie haben das Geldinstitut auf rund 500 000 Euro verklagt. Die

Bank selbst argumentiert, dass das Engagement ihres »director's private banking«, Peter Ruby, rein privater Natur war und mit der Geschäftspolitik der Bank nichts zu tun gehabt habe.

Obwohl von der Bank keine Gelder mehr für den Kunden Klingelhöller zu erwarten waren, arbeitete Peter Ruby daran, die Kontrolle über dessen Firma zu gewinnen. Zunächst sollte der Einfluss des zweiten Investors und Darlehengebers, der Viscardi GmbH, verringert werden. Die hatte mit 30 Prozent des Aktienkapitals einen noch größeren Einfluss auf Klingelhöllers Firma als das Kölner Bankhaus und besetzte zudem den Platz des Aufsichtsratsvorsitzenden. Den aber strebte Ruby an, um den Vorstandsvorsitzenden Klingelhöller zu entmachten, den er zwar nach wie vor für einen genialen Erfinder hielt, nicht aber für einen klugen Geschäftsmann.

Ruby informierte sie über die Verhandlungen, die Klingelhöller mit Pharmaunternehmen, darunter auch Merz und Galderma, geführt hatte. Dazu strebte Ruby an, mit ihnen einen Poolvertrag abzuschließen. Möglichst viele Aktionäre sollten sich unter seiner Führung zusammenschließen. Die Aktionäre würden mit ihrem Stimmrecht den Einfluss auf die Regeneratio Pharma verstärken.

Rubys Aktivitäten hätten die Entmachtung des Eigentümers und Erfinders Klingelhöller zur Folge gehabt. Das passierte aber auch ohne Abschluss eines Poolvertrags.

Denn die Stimmung unter den Kreditgebern war schlechter geworden. Dass die Creme immer noch nicht produziert wurde, lasteten sie dem Erfinder an. Peter Ruby und anderen Mitgliedern im Aufsichtsrat gelang es, einen Beschluss herbeizuführen, der den Vorstandsvorsitzenden Klingelhöller mit sofortiger Wirkung seines Amtes enthob. Der Regividerm-Erfinder wurde aus seiner eigenen Firma geworfen und durfte sein Büro nicht mehr betreten. Ruby engagierte den Sicherheitsdienst des Kölner Bankhauses und postierte ihn vor dem Eingang der Büroetage. Vor dem Gebäude »Kleine Klotzbahn 23« in der Wuppertaler Innenstadt standen tagelang bewaffnete »Securities« in schwarzen Uniformen, um Klingelhöller daran zu hindern, die Firma zu betreten. Auch Rüdiger Weiss, einer der neuen Anteilseigner, machte Erfahrungen mit den »schwarzen Sheriffs«. Als er von dem Rauswurf des Vorstandsvorsitzenden erfuhr und sich gleich an Ort und Stelle über die Situation in der Firma erkundigen wollte, wurde er an der Eingangstür von den Sicherheitsleuten abgefangen und überprüft.

Rüdiger Weiss berichtet von dem Tag, an dem er in die Firmenräume gehen wollte, um sich zu informieren:

»Es war eine gespenstische Situation. Statt der Empfangsdame standen jetzt zwei augenscheinlich mit Pistolen bewaffnete Bodyguards im Eingangsbereich. Und die ließen mich erst hinein, nachdem sie sich erkundigt hatten, dass ich nicht Karsten Klingelhöller bin. Ich fand es damals äußerst befremdlich, mit solch rabiaten Maßnahmen den Erfinder des Produkts aus dem eigenen Unternehmen zu entfernen und ihn sozusagen mit Waffengewalt daran zu hindern, sein Büro zu betreten. Und das, obwohl Klingelhöller zu diesem Zeitpunkt ja auch noch den größten Aktienanteil an der Firma hatte.«

Mit der Absetzung Klingelhöllers glaubten Bankdirektor Peter Ruby und die anderen Aufsichtsräte in der Regeneratio Pharma, die Arbeit des Vorgängers besser zu machen und die B12-Creme Regividerm endlich auf den Markt bringen zu können.

Schon kurze Zeit später war Schluss. Das Geld, das die neuen Aktionäre in die Firma eingebracht hatten, reichte nicht, die ausgefallene Kapitalerhöhung durch die Bank auszugleichen. Und ein Hersteller war noch immer nicht gefunden worden. Das Unternehmen konnte ohne neue Bankkredite nicht weitergeführt werden. Am 5. Februar 2004 stellte die Firma Insolvenzantrag wegen Zahlungsunfähigkeit.

Im März 2009 sitzt Karsten Klingelhöller auf dem Bett in seinem kleinen Krankenzimmer. Er lebt inzwischen seit fast vier Jahren unter dem Dach der Klinik in der Schweiz. Dass er überhaupt ein Dach über dem Kopf hat, verdankt er einem der Klinikdirektoren.

Professor Paul Ramseier ist seit Jahren sein Sponsor und Unterstützer. Auch weil er von der Erfindung seines Patienten überzeugt ist, lässt er ihn, selbst wenn er nicht immer seine Zimmermiete bezahlen kann, in seiner Klinik wohnen. Eigentlich müsste Klingelhöller dringend behandelt werden. In seinem übermächtigen Körper wuchert eine Geschwulst von der Größe eines Handballs.

Über den Rauswurf aus der eigenen Firma kann er nicht sprechen, ohne zu weinen. »Die Trennung von meiner Erfindung hat mich an den Rand meiner Existenz gebracht. Ich bin unendlich traurig über diese Sache. Es ist sinnlos gewesen, so zerstört worden zu sein. Das hat niemandem etwas gebracht, nicht den Leuten, die diese Strategie hatten, und mir erst recht nicht.«

Am 1. April 2004 wurde das Insolvenzverfahren eröffnet. Nun befanden sich alle Werte der Regeneratio Pharma AG in den Händen des Insolvenzverwalters: die Studien, sämtliche Zulassungen, vor allem aber die Patentrechte. Fast genau 20 Jahre waren seit der Erfindung vergangen. War das jetzt das Ende der Geschichte von der rosafarbenen Creme, die vielleicht Millionen Menschen mit Neurodermitis und Psoriasis helfen könnte?

Auch das Aktienpaket des Bankers Peter Ruby schien endgültig verloren zu sein. Das Insolvenzverfahren lief schon einige Monate, als Ruby seine Verbindungen noch einmal spielen lassen wollte und von sich aus einen Versuch startete, Regividerm doch noch bei einem Konzern zu platzieren. Bankdirektor Ruby schickte Patrick Schwarz-Schütte, dem Haupteigner des Unternehmens Schwarz-Pharma, ein Angebot zur Produktion und ein Exposé der Regividerm-Creme »zu einem neuen Therapiekonzept der Psoriasis mit Vitamin B12«. Anfang Februar 2005 bekam Ruby Post von Schwarz-Pharma. Adressiert war der Brief an die Anschrift des Kölner Bankhauses. Schwarz-Pharma habe kein Interesse an der Creme, weil man es »für nicht sehr wahrscheinlich hält, dass eine Zulassung im deutschen Markt schon in Kürze erfolgen wird«. Man habe die Unterlagen kritisch geprüft und sei »zum Schluss gekommen, dass dieses Projekt keinen geeigneten ›Fit‹ zu unseren Forschungs- und Entwicklungs-Aktivitäten bietet«.[23]

Am 10. September 2009 findet im Sitzungssaal 225 des Kölner Landgerichts ein Gütetermin in der Auseinandersetzung zwischen Rüdiger Weiss und dem Bankhaus statt. Aber die Richterin der 15. Zivilkammer spürt sehr bald, dass es an diesem Morgen zu keinem gütlichen Einvernehmen kommen wird.

Vor der Richterbank sitzen sich der Rechtsanwalt von Rüdiger Weiss und die Vertreter der Bank gegenüber. Der Banker geht sogleich in die Offensive und erklärt, die Bank sei ein »lehrbuchmäßig aufgestelltes Unternehmen«, die Beratertätigkeiten ihres Direktors hätten mit der Bank nichts zu tun gehabt und die Gegenseite erzähle Märchen. Der Anwalt des Bankers fasst seinen Klienten beruhigend an der Schulter, und die Richterin kündigt ihm an, dass sie nach Sichtung der Unterlagen das, was der Vertreter der Bank da sagt, nicht ganz teilen könne. Das Verfahren dauert an.

Verzweifelte Patienten

Flucht ans Meer

17. November 2008. Flughafen Düsseldorf: Um kurz nach elf wird die Boeing 757 mit 264 Passagieren nach Hurghada in Ägypten starten. In der langen Schlange vor den Eincheck-Schaltern stehen viele Passagiere mit auffällig geröteten Gesichtern, als hätten sie einen Sonnenbrand, schon bevor die Reise beginnt. Passend zum Klima des Zielorts haben viele schon ein kurzärmeliges Hemd und Shorts angezogen. Und so sieht man silbrig glänzende Hautausschläge, die der Grund für diesen Ferientrip sind. Menschen, die an Psoriasis und Neurodermitis leiden, treten ihren Urlaub vornehmlich in den Herbst- und frühen Wintermonaten an. Denn dann fehlt ihnen zu Hause das wärmende Sonnenlicht, das den Juckreiz an den entzündeten Körperflächen mildert. Die Menschen müssen nun noch mehr aushalten als sonst. Neurodermitiker und Psoriasis-Kranke wählen gerne Urlaubsorte am Toten Meer in Israel oder am Roten Meer in Ägypten. Denn das Salz in diesen Meeren tut ihrer Haut gut, glauben sie.

»Das Rote Meer ist eigentlich der falsche Ort für Menschen mit Hautkrankheiten«, sagt der Kinderarzt und Biochemiker Dr. Hans-Joachim Zeisel. »Sie müssten zum Toten Meer nach Israel, wo der Salzgehalt des Wassers etwa 28 Prozent beträgt. Im Roten Meer in Ägypten hat das Wasser wie überall nur einen dreiprozentigen Salzgehalt. Zudem besteht es aus Natriumchlorid, also ganz normalem Kochsalz. Das trocknet die Haut nur aus. Im Toten Meer zu baden, ist für

Menschen mit Neurodermitis deshalb sinnvoll, weil das Salz dort ein ganz anderes ist. Es ist kein Kochsalz, sondern Magnesiumchlorid, das die Haut feucht hält. Das Tote Meer in Israel liegt 400 Meter tiefer als das Rote Meer in Ägypten. Die Haut ist durch die Dunstglocke, die sich über dem Wasser bildet, viel mehr vor UV-Strahlen geschützt. Und diese spezielle Sonneneinstrahlung zusammen mit den Salzbädern kann eine Besserung bewirken, aber auch nur dann, wenn man wenigstens vier Wochen bleibt, und nicht im Winter, sondern während der Sommermonate. In den Wintermonaten reicht auch am Toten Meer die Kraft der Sonne nicht.«

Im Flugzeug liegen gleich am Eingang Zeitschriften und Illustrierte aus. Sie sollen den Urlaubern die knapp viereinhalbstündige Flugzeit verkürzen. Im Angebot befindet sich auch ein Boulevardblatt, die *Neue Woche* vom 14. November 2008. Sie verspricht dem Leser in roten Lettern: »Schuppenflechte: Für jeden Patienten gibt es Hilfe. Betroffene können aufatmen.« Der Passagier am Fensterplatz 12a mit den typischen Merkmalen eines Psoriasis-Patienten an seinen Unterarmen liest, dass es erstmals ein Spezialshampoo für ihn gibt. »Clobex« heißt es, zu kaufen in Apotheken, »rezeptpflichtig« ist in Klammern angefügt. Es handele sich um ein Kortisonpräparat, das die Kopfhaut von Ausschlag befreit und das Zellwachstum bremst, schreibt die *Neue Woche*. Als der Mann am Fensterplatz beim Lesen des Artikels auf das Wort »Kortisonpräparat« stößt, schlägt er mit wissendem Blick das Blatt zu und steckt es in das Netz an der Rückenlehne des Vordersitzes, dort, wo auch die Sicherheitshinweise der Fluggesellschaft stecken. Er glaubt nicht, dass dieses neue Mittel »Betroffene aufatmen« lässt.

Die möglichen Nebenwirkungen von Clobex, die sich in den Fachinformationen für Ärzte und Apotheker finden, gehen weit über die Informationen auf den Beipackzetteln hinaus. Gleich an oberster Stelle der Fachinformation findet sich ein Begriff, der für die Unterdrückung des Hypothalamus-Hypophysesystems steht: Die Rede ist vom sogenannten »HPA-Achsensyndrom«, einer Störung eines Teils des Zwischenhirns und der Hirnanhangdrüse, die für die Blutdruck- und Atemregulation, den Schlaf-Wachrhythmus, die Nahrungsaufnahme und die Hormonbildung zuständig sind.[24] Eine sorgfältige Überwachung des Patienten sei deshalb wichtig. Würden Anzeichen einer Überempfindlichkeit auftreten, so sei das Präparat sofort abzusetzen. »In den kontrollierten klinischen Studien mit Clobex-Shampoo betrug die Gesamtinzidenz (Anzahl der Neuerkrankungen) der bei der Behandlung mit Clobex aufgetretenen unerwünschten Ereignisse sieben Prozent.«[25] Der Hersteller von Clobex ist übrigens der Pharmakonzern Galderma, derselbe Hersteller, der im Jahr 2003 den Vertrag über die Markteinführung von Regividerm platzen ließ.

Am Strand von El Gouna, eine halbe Stunde Autofahrt von Hurghada entfernt, liegen die Passagiere, die mit dem Flugzeug aus Düsseldorf angekommen sind, in der Sonne oder schwimmen im salzhaltigen Roten Meer. Angenehm ist das für sie nicht. Das Salz brennt auf den wunden Stellen. Aber es wirke wie ein Peeling, sagen sie. Urlauber mit Hautkrankheiten neigen dazu, noch länger als die übrigen Badegäste am Strand zu bleiben. Die Salz- und Sonnenkur soll ja eine möglichst lang anhaltende Wirkung haben. Manche tanken beides geradezu auf, um über den Winter zu kommen. Hautkrebs kann aber unter Umständen denen drohen, die ihre geschundene Haut mit Immunsuppressiva behandeln. Für diejenigen ist die Sonne jetzt das größte Risiko.

Im Jahr 2008 sind etwa 135 000 Menschen in Deutschland an Hautkrebs erkrankt. Die Zahl wurde während der 45. Tagung der Deutschen Dermatologischen Gesellschaft (DDG) im April 2009 in Dresden genannt. Hautkrebs gilt als die am häufigsten auftretende Tumorerkrankung in Deutschland. Über einen Zusammenhang zwischen der Häufigkeit der Erkrankung und den Therapien gegen Neurodermitis mit Immunsuppressiva gibt es bisher keine systematischen Untersuchungen.[26]

Auch Karin Neumann liegt am Strand von El Gouna und lässt die Sonne auf ihre Haut brennen. Sie erzählt, dass sie eine Zeitlang Elidel genommen und sich gleichzeitig einer Lichttherapie unterzogen habe. Sie habe es auch mit Protopic versucht. Noch bevor es in Deutschland zu kaufen war, habe sie es sich von einer Freundin aus Japan mitbringen lassen. Die Wirkung der Mittel sei aber immer nur kurzfristig gewesen.

Karin Neumann hat am ganzen Körper Neurodermitis. Der Juckreiz, sagt sie, sei das Schlimmste. Manchmal steigere er sich so, dass es sich anfühle, als sei sie in Brennnesseln gefallen. Dann sehe die Haut besonders schlimm aus. Die Neurodermitikerin ist eine selbstbewusste Frau von 30 Jahren. Und fast genauso lange leidet sie unter der Hautkrankheit. Sie sagt, dass es kein Mittel gebe, das sie noch nicht ausprobiert habe, kein Medikament, das sie sich nicht habe verschreiben lassen, und kein Naturmittel, das sie nicht auf eigene Faust versucht hätte. »Umschläge mit schwarzem Tee habe ich gemacht. Ich habe versucht, die Haut feucht zu halten, in dem ich sie eingecremt, mit nassen Küchentüchern umwickelt, darüber eine Frischhaltefolie gelegt und alles zusammen abgebunden habe, nur damit die Feuchtigkeit endlich drinbleibt und in die Haut einzieht. Ich habe Ölbäder genommen, einfach alles.«

Inzwischen hat sie sich mit ihrer Hautkrankheit arrangiert. Sie geht offensiv mit ihr um und will sich nicht einschränken lassen. Am Strand von El Gouna trägt sie einen knappen Bikini. Jeder,

der ihr begegnet, soll gleich wissen, mit wem er es zu tun hat. Dennoch fragt sie sich bei jeder Begegnung mit einem Mann, wie er wohl auf die entzündeten Hautflächen reagiert, auf die aufgeplatzten Stellen an den Handgelenken und Ellenbogen, und ob es ihn wohl stört, wenn er bemerkt, dass ihre Haut nirgends so glatt ist wie bei den Frauen, die keine Neurodermitis haben. »Der eigene Blick auf die kranke Haut ist viel kritischer als der von anderen Menschen«, sagt sie. Aber sie sagt es so wie jemand, der hofft, dass es so ist. Karin Neumann hat im Flugzeug nach Ägypten ebenfalls den Artikel über das neue Shampoo Clobex gelesen. Zuerst dachte sie, das könnte helfen, die Schuppen zu vermeiden, die ihr aus den Haaren auf die Schulter fallen. Dann könnte sie auch wieder dunkle Kleidung tragen. Aber als sie von dem Kortison las, wusste auch sie, dass es sich nur um eine Variante der verhassten Substanz handelte, die ihre Haut immer dünner gemacht hatte.

Blutspuren

Auch in Deutschland gibt es einen Ort, den Neurodermitiker und Psoriasis-Kranke aufsuchen, um sich helfen zu lassen.

In die Spezialklinik von Dr. John Ionescu kommen die verzweifelten Patienten, die nach jahrelanger Behandlung mit Kortison, Tacrolimus und Pimecrolimus eine letzte Zuflucht suchen. Gitta Meurer war mit ihrer Neurodermitis erst drei Wochen zuvor in einem Krankenhaus, in dem man wieder einmal ihren Körper von Kopf bis Fuß mit Kortisonsalbe eingeschmiert hatte. Nach fünf Tagen war ihre Haut noch ein wenig rot, aber glatt. Das Kortison hatte gewirkt, wie so oft. Kaum aber war sie wieder zu Hause, brach die Krankheit mit doppelter Wucht aus. Die Neurodermitis verwandelte innerhalb weniger Tage ihre eben noch halbwegs heile Haut in eine entzündliche, mit Rissen und Wunden übersäte, fürchterlich juckende, blutig rötliche Hülle. Unter der Krankheit leidet sie schon seit ihrer Kindheit. Zuletzt konnte sie ihre Wohnung tagelang nicht verlassen, an die Ausübung ihres Jobs war nicht zu denken. Sie bezeichnet sich selbst als Kortisonopfer. Gitta Meurer ist erst 28 Jahre alt und kurz davor aufzugeben. Der Ping-Pong-Effekt der immer gleichen Behandlung mit den immer gleichen Rückschlägen hat sie zermürbt. Jetzt steht sie im Behandlungszimmer der dermatologischen Spezialklinik im bayerischen Neukirchen und hofft inständig, dass die weiße Creme, mit der sie die Krankenschwester einreibt, helfen wird. Ihre Straßenkleidung hat sie ausgezogen, und nach einer halben Stunde ist ihr weiß glänzender Körper eingehüllt in weiße, hautschonende Baumwollkleidung. Weiße Handschuhe sollen die empfindliche Haut ihrer Hände schützen. Nur der Mund ist rosarot, und die Aussparungen um die Augen lassen ihren Blick noch trauriger wirken. Ein weiblicher, weißer, trauriger Clown, der nicht will, dass man über ihn lacht. Nicht mal anschauen soll man ihn.

Die weiße Creme enthält kein Kortison und wird ihre Krankheit nicht heilen. Nichts wird ihre Krankheit heilen. Denn bis jetzt ist Neurodermitis nicht heilbar. Die Paste besteht im Wesentlichen aus Zink und soll die Haut zunächst nur beruhigen. In der Zwischenzeit suchen die Ärzte in den Laborräumen der Klinik im Blut, im Stuhl und Urin der Patientin nach Stoffen und Metallen, die dort eigentlich nicht zu finden sein dürften: Quecksilber, Zinn, Palladium, Kupfer, Blei, Cadmium, Nickel, Chrom, die ganze Palette von Schwermetallen, mit denen die Menschen seit der Industrialisierung in Kontakt kommen. In der Spezialklinik glauben die Ärzte, dass die Ursache für Hautkrankheiten Gifte im Blut der Patienten sind, gegen die sie allergisch reagieren.

Als Gitta Meurer den Behandlungsraum verlässt, kommt ihr eine Frau entgegen, die etwa so alt ist wie sie selbst. Auf dem Arm hält sie ein kleines weißes Bündel aus Mull und Verbandsstoffen.

Das Bündel bewegt sich, und es schreit. Bastian ist gerade ein Jahr alt. Von ihm sind nur die Augen, die Nasenlöcher und der Mund zu sehen. Er weint und ist nicht zu beruhigen. Bastian würde, wäre er nicht vollständig eingewickelt, seine zarte Haut zerkratzen. Das Kind hat ununterbrochen Juckreiz. Aber die Mutter trägt ihn mit bewundernswerter Gelassenheit, immerzu beruhigend auf ihn einredend, in den Behandlungsraum und legt ihn auf den Tisch. Der Verband, aus dem die Krankenschwester das Kind wickelt, wird Meter um Meter länger. Zum Vorschein kommt ein kleiner nackter Körper, dessen Haut von Kopf bis Fuß rissig, blutig und entzündet ist. Man spürt, dass der Junge seine Haut nicht in Ruhe lassen kann. Sobald die Mutter seine Hände loslässt, kratzt er sich mit den noch weichen Fingernägeln an den Wangen seines kleinen Gesichts.

»So geht das immer, Tag und Nacht versucht er sich die Haut zu kratzen«, sagt Britta Ludwig, die Mutter des 18 Monate alten Bastian. »Wir kommen kaum zum Schlafen. Wenn in der Nacht die Juck-Attacken kommen, dann ist er ganz in sich gekehrt und sucht etwas, an dem er seine Haut reiben kann. Am Tag haben wir ihn schon von den Heizkörpern wegziehen müssen, an denen er seinen Rücken schrubbte. Wenn ich ihn auf dem Arm habe und seine Händchen halte, versucht er meine Hand zu seinem Gesicht zu führen, um sich mit ihr zu kratzen. Wenn in seinem Gesicht die Bäckchen ganz aufgerissen sind, nur weil er mal gelacht hat, dann schau ich ihn an, und mir steigen die Tränen in die Augen, wenn ich sehe, was mein Kind alles aushalten muss.«

In einem der Labore der Klinik steht der Klinikchef vor einem Gerät von der Größe einer Küchenanrichte und berät sich mit einer Ärztin. Sie programmiert und beobachtet gerade die Abläufe und Bewegungen, die hinter einer Glasscheibe zu sehen sind. An einem beweglichen Arm taucht eine Pipette in eine Flüssigkeit, füllt sich und fährt anschließend über eine Reihe mit Blut gefüllter Reagenzgläser. Das Gerät erkennt und misst Antikörper im Blut der Patienten. Dabei unterscheiden die Mediziner fünf unterschiedliche Klassen von Antikörpern, darunter die Immunglobuline IgE, IgG und IgE4. Je nachdem, welche Antikörper entdeckt werden, lässt sich auf eine Allergie gegen bestimmte Nahrungsmittel schließen. Das Gerät in der Klinik Neukirchen kann alle drei Arten der Antikörper gleichzeitig analysieren. Tatsächlich können die Antikörper, die Immunglobuline, bei Hautkrankheiten eine entscheidende Rolle spielen, wenn die Neurodermitis durch allergische Reaktionen verursacht wird. Die Antikörper der Klasse G sind vor allem gegen Bakterien gerichtet, während das Immunglobulin E (IgE) Parasiten abwehren soll.[27] Die Antikörper IgE4 können ein Indiz für allergische Reaktionen auf Nahrungsmittel sein. Jedenfalls zeigte sich bei Untersuchungen an Patienten, die gegen den Verzehr von bestimmten Nahrungsmitteln allergisch reagierten, dass sie die Antikörper IgE4 entwickelten.[28]

Ein anderer, etwa kühlschrankgroßer Kasten birgt eine Technik in sich, mit der zugleich bis zu zwölf Schwermetalle im Blut der Patienten gemessen werden können. Die Technik nennt sich Atomabsorptionsspektrophotometrie, kurz AAS, und dient zur Ermittlung und Bestimmung von Metallen und Halbmetallen in kleinsten Mengen bis hinab in den ppb-Bereich, in dem noch der milliardste Teil entdeckt werden kann.[29]

Dr. Ionescu erkärt, dass bei Neurodermitikern die Einlagerung von Schwermetallen immer öfter eine Rolle zu spielen scheint. Das Quecksilber sei dabei besonders auffällig. Die Quellen sind immer die gleichen: Das Schwermetall findet sich in Amalgamfüllungen, in Salben, Tropfen und Impfungen. Für Ionescu ist klar, dass das Quecksilber»eine ausgeprägte Affinität für Organe wie die Haut,

Schilddrüse, Leber, Nieren und für das Gehirn hat«. Damit besteht für ihn auch ein Zusammenhang mit den Hautkrankheiten. In der Spezialklinik haben sie mit einem einfachen Kaugummitest herausgefunden, wie sehr sich das Quecksilber aus den Amalgamfüllungen über die Zähne freisetzt. Die Menge, die in den Kaugummis gemessen wurde, stieg mit der Anzahl der Füllungen in den Zähnen. In Neukirchen ist man sich nach »Erfahrungen mit über 15 000 Allergikern« sicher, dass »Bohrarbeiten in den Amalgamfüllungen bei Allergikern ohne entsprechende Schutzmaßnahmen in der Regel zu einer rapiden Verschlechterung der Symptome im Bereich der Kopf-, Hals- und Gesichtshaut führen«.[30]

»Der Unterschied zu anderen Therapieformen ist, dass wir uns, statt Symptome zu behandeln, auf Ursachenforschung konzentrieren«, sagt Dr. John Ionescu. »Zurzeit haben wir es in Deutschland mit über 25 Millionen Allergiepatienten zu tun. Darunter sind ca. fünf Millionen Neurodermitiker registriert. Neurodermitis ist eine chronische Hauterkrankung mit stark allergischem Hintergrund. Die Rolle der falschen Nahrungsmittel und der Umweltschadstoffe ist eminent wichtig. Und deshalb spielen bei uns die kausalen Ansätze in der Diagnostik und der Therapie die wichtigste Rolle.«

Der therapeutische Ansatz, der in der Spezialklinik Neukirchen verfolgt wird, hat wenig zu tun mit der Verabreichung von Kortisonpräparaten und Immunsuppressiva. Elidel und Protopic findet man in der Klinik nicht. Sie versteht sich auch nicht als eine der vielen Akutkliniken und ist daher bei den Arzneimittelherstellern nicht sehr beliebt.

»Alle unsere Patienten haben schlechte Erfahrungen mit solchen Arzneimitteln gemacht«, sagt Dr. Ionescu. »Was wir hier machen, ist eine Form der Umweltmedizin. Und die steckt in Deutschland noch in den Kinderschuhen. Üblicherweise interessieren sich die Pharmahersteller nicht sehr dafür. Wir haben bis heute noch kein Pharmaunternehmen gefunden, das bereit war, in ein Konzept zu investieren, das innerhalb von zwei, drei Monaten eine langfristige Beschwerdefreiheit für den Patienten ermöglicht. Damit würde der Patient ja als Verbraucher vieler Pharmaprodukte ausfallen. Deshalb haben wir bis heute Forschungsprogramme zwar mit Universitätskliniken und großen Diagnostika-Firmen, aber von der Pharmaindustrie haben wir noch keine Unterstützung bekommen.«

Auch im Blut von Gitta Meurer finden die Ärzte eine erhöhte Menge von Quecksilber und Cadmium. Sind die Schwermetalle vielleicht verantwortlich für die jahrzehntelange Tortur der Patientin? Die junge Frau jedenfalls will kein Kortison mehr, und sie will auch keine Immunsuppressiva. Während ihres Klinikaufenthalts stellt sie ihre Nahrung um. Tatsächlich geht es ihr nach 14 Tagen schon besser. Die Haut hat sich ein bisschen beruhigt. Zwei Wochen nach ihrer Entlassung aber ist es fast wieder wie vorher. Von der B12-Creme hat man auch in der Spezialklinik noch nichts gehört.

Ein Versuch mit der B12-Creme

Karin Neumann, die junge Frau aus dem Flugzeug, litt bereits vier Wochen nach ihrem Urlaub am Roten Meer wieder unter einem dieser Schübe, die ihre Haut so fürchterlich »aufblühen« lassen. Während des Tages arbeitete sie in einem Büro, in dem die trockene Heizungsluft ihrer empfindlichen Haut auch die letzte

Feuchtigkeit entzog. Überall dort, wo sich die Haut spannte und zusammenzog, besonders an den Gelenken, riss sie auf und verheilte kaum mehr. Aber die junge Frau nahm schon seit einiger Zeit kein Kortison mehr und auch keine Immunsuppressiva, der Nebenwirkungen wegen. Wenn sie daran dachte, dass ihr einmal Elidel zusammen mit einer Lichttherapie verschrieben worden war, wurde ihr »noch im Nachhinein Angst und Bange«.

Als Karin Neumann im Januar 2009 ihren Hautarzt besuchte, hatte der eine Überraschung für sie. Statt der Verschreibung eines der üblichen Medikamente eröffnete er ihr die Möglichkeit, es für ein paar Wochen mit einer rosaroten Creme zu versuchen. Der Kölner Arzt hatte eine Produktionsprobe der B12-Salbe Regividerm erhalten. Von seinen ehemaligen Kollegen in Bochum wusste er um die Bewertungen in den ersten klinischen Tests und war davon überzeugt, dass die Substanz zumindest frei von jeglichen Nebenwirkungen sein würde. Es sei denn, die Patientin wäre gegen Avocadoöl allergisch. Zunächst riet er ihr, die Creme auf einer begrenzten Hautfläche auszuprobieren. Sollte sich die Hautverträglichkeit bestätigen, könne sie die Salbe auch auf andere Körperflächen wie Gesicht und Hals auftragen. Als die Patientin nach zwei Wochen zur ersten Kontrolluntersuchung kam, sagte sie dem Arzt, dass der Juckreiz auf der behandelten Haut vollständig verschwunden sei. Ansonsten sei die Creme äußerst hautverträglich, ziehe schnell ein. Sie verließ die Praxis mit einigen Dosen Regividerm, um sie in den nächsten Wochen im Gesicht und an den Armen zu testen. In vier Wochen sollte sie wiederkommen.

Getarnte Pharmakampagnen

Ungenannte Quellen

Der Artikel in der *Neuen Woche* zeigt, wie die Arzneimittelbranche auf ihre Produkte aufmerksam macht: »Schuppenflechte: Betroffene können aufatmen«, stand da als Überschrift eines Berichts, der kaum als journalistisch unabhängig zu erkennen war. Vielmehr erweckte er den Anschein, ein PR-Beitrag für Clobex zu sein. Im März 2009 war auch in der Illustrierten *Bunte* ein auf den ersten Blick ganz normaler Artikel zu lesen, der eine »Kortison-Alternative« bei Neurodermitis ankündigte. Beschrieben wurde ein neuer Wirkstoff, »der die unkontrollierte Ausschüttung von Entzündungsbotenstoffen hemmt« und jetzt als Salbe unter der Bezeichnung »Dermaplant« zu kaufen sei. Die Quelle der Information wurde nicht genannt. »Linderung bei akuter Neurodermitis. Neue Salbe auf pflanzlicher Basis hilft wirksam gegen Entzündung, Rötung und Juckreiz« versprach die Überschrift eines Artikels, der im März 2009 in der *Westdeutschen Allgemeinen Zeitung*, der größten Tageszeitung des Ruhrgebiets, zu lesen war. Illustriert war der Bericht mit einem Foto, das eine lächelnde Mutter zeigt, die die Haut ihrer kleinen Tochter mit Salbe einreibt. Das Foto stammte aus einer Werbeaktion des Pharmaunternehmens Spitzner. Die Bildunterschrift behauptete: »Ein neuer pflanzlicher Wirkstoff hilft auch Kindern bei Neurodermitis.« Der Zeitungsartikel war nach einer Pressekonferenz des Unternehmens entstanden, auf der Spitzner-Pharma die neue Salbe mit dem Namen Dermaplant vorgestellt hatte, was freilich nicht erwähnt wurde. Stattdessen zitierte die WAZ den Mediziner Dr. Traugott Ullrich, der sich durchweg positiv über das neue »sanft wirksame und besonders verträgliche« Medikament geäußert hatte. Eine zweite wichtige Tatsache kam nicht im Artikel vor: Traugott Ullrich ist der Marketingchef des Pharmaherstellers Spitzner.

»Eine als Artikel getarnte Anzeige wäre Verbrauchertäuschung, weil dem Verbraucher suggeriert wird, er bekäme hier ein recherchiertes Produkt einer Zeitschrift, und in Wahrheit ist es Werbung.« Das sagt Dr. Stefan Etgeton vom Bundesverband der Verbraucherzentralen. »Und wenn es sich noch um ein verschreibungspflichtiges Arzneimittel handelt, ist es auch noch verboten. Denn in Europa darf für verschreibungspflichtige Arzneimittel nicht geworben werden.«

Die Pharmaunternehmen und die Medien bilden zuweilen Allianzen, die kaum mehr zu durchschauen sind. Das Fachblatt *Archives of Physiology and Biochemistry* ist auf den ersten Blick eine Publikation des Verlags Informa Healthcare. Der aber gehört zum Unternehmen Informa World, das wiederum unter dem Dach der Taylor and Francis Group, einem Verlag in London, geführt wird. Informa Healthcare veröffentlicht insgesamt 182 verschiedene medizinische Fachzeitschriften. Die Zeitschrift *Archives of Physiology and Biochemistry* hat nach eigenen Angaben ihre Chefredaktion in Düsseldorf. Als Redaktionsadresse gilt das German Diabetes Center, Institute of Clinical Biochemistry and Pathobiochemistry, der Chefredakteur ist Jürgen Eckel. Hinter der englischen Bezeichnung verbirgt sich das Diabetes-Zentrum, ein Fachbereich der Heinrich-Heine-Universität. Jürgen Eckel ist dort Professor. Die Selbstdarstellung des Verlags aber klingt nicht nach unabhängiger Wissenschaft: »Wir dienen den wirtschaftlichen Bedürfnissen der Unternehmer, dem Forschungsbedarf in den wissenschaftlichen und akademischen Gemeinschaften und den praktischen Bedürfnissen der Beschäftigten in den Gesundheitsberufen.«[31] Mai 2009 erschien in dem Fachblatt ein Aufsatz von Professor Jürgen Sandow. Der Aufsatz trug den Titel »Wachstumseffekte bei Insulin und Insulin analoga« und beschäftigte sich mit der Frage, ob analoge Insuline krebserregend sein können.[32] Die Kernaussage war, dass sie es nicht sind. Der Artikel erschien unmittelbar vor einer heftigen Auseinandersetzung um ein Medikament, das genau ein solches analoges Insulin enthielt. »Lantus«, ein Produkt von Sanofi-Aventis, mit dem der Konzern Milliarden umsetzte, drohte vom Markt genommen zu werden, da es im Verdacht stand, für das beschleunigte Wachstum von Krebszellen verantwortlich zu sein.[33] Jürgen Sandow hatte seinen Aufsatz, in dem er analoge Insuline als unbedenklich dargestellt hatte, als Professor der Goethe-Universität in Frankfurt gezeichnet. Bei Nachforschungen stellte sich heraus, Sandow war damals auch Angestellter der Aventis AG in Frankfurt.[34]

Unerwünschte Erkenntnisse

»Daher sehen wir von einer Veröffentlichung in unserer Zeitschrift ab.« Diesen Satz musste Erika Jensen-Jarolim, Professorin am Institut für Pathophysiologie der Universität in Wien immer dann lesen, wenn Redakteure großer Fachzeitschriften, die sich mit Themen der Gastroenterologie beschäftigen, auf die Einsendung ihres Forschungsberichts reagierten.[35] Wenn sie schließlich durch ein persönliches Gespräch die Gründe für die Ablehnung erfahren wollte, war der abschließende Satz in etwa: »Wir glauben nicht an das, was Sie uns da geschickt haben.«

Am 31. August 2009 sitzt Professorin Jensen-Jarolim in ihrem Büro in der Universität Wien und beantwortet ein paar Fragen des Autors. Namen möchte sie nicht nennen. »Das könnte brenzlig werden. Aber das war schon arg frustrierend, wenn der Redakteur des Journals meinen Aufsatz nicht einmal fachlich prüfen ließ. Es ist normalerweise üblich, dass vor einer Veröffentlichung der Text einem oder auch mehreren Gutachtern vorgelegt wird, um die Plausibilität zu prüfen. In meinem Fall passierte das nicht. Man sagte einfach, man glaube mir nicht.«

Was die Fachredakteure der Wissenschaftlerin nicht glauben wollten, waren ihre neuesten Erkenntnisse in der Allergieforschung. Jensen-Jarolim hatte die These aufgestellt, dass Medikamente zur Minderung der Magensäure auch Allergien auslösen konnten. Die Arzneien würden bei Patienten die Proteinverdauung beeinträchtigen. Die Folge sei die Bildung von IgE-Antikörpern, und damit entstünden Allergien. Statt der Möglichkeit, die Forschungsergebnisse zu veröffentlichen, sah sich die Professorin mit unfreundlichen Reaktionen seitens derer konfrontiert, die mit den Arzneimittelgruppen der Antazida und mit Protonenpumpen-Inhibitoren Geld verdienten. Medikamente, die, so die Versprechungen der Pharmakonzerne, Magenbeschwerden durch säureneutralisierende Wirkstoffe beseitigen, gehören seit jeher zu den Bestsellern der Branche. Wer verbindet mit dem Bayer-Medikament »Rennie« nicht den Zusatz: »räumt den Magen auf«?

Auch das Ulmer Unternehmen Ratiopharm, das mit den Magentabletten »Sucralfat« Millionengeschäfte machte, hätte wohl kaum Interesse daran, in einer wissenschaftlichen Veröffentlichung zu lesen, dass der Schutzfilm über der Magenschleimhaut keineswegs immer zum Nutzen des Patienten sei. Auch Pfizer, mit dem Magenmittel »Kompensan«, und das in wiener Unternehmen Sanova Pharma, das die »Alucol«-Tabletten verkauft, sind nicht an Forschungsergebnissen interessiert, die dem Ansehen ihrer Produkte schaden können.

»Ich habe damals viele böse Briefe von Pharmafirmen bekommen«, sagt Erika Jensen-Jarolim. »Zu diesem Zeitpunkt hätte ich auch Angst bekommen und aufhören können.«

Aber statt aufzugeben reichte sie weitere Fakten zu ihren Erkenntnissen nach. Dennoch kam sie mit der Veröffentlichung in den Fachblättern zunächst nicht weiter. Die Wissenschaftlerin ließ sich nicht einschüchtern und war in ihren Bemühungen um Veröffentlichung schließlich erfolgreich, als sie ihre Forschungsberichte Zeitschriften anbot, die für eine andere medizinische Disziplin zuständig waren. So finden sich in dem *Journal of Allergy and Clinical Immunology*, einem Organ der amerikanischen Akademie für Allergie, Asthma und Immunologie, zahlreiche Aufsätze von ihr. Aber bis heute hat das brisante Thema nicht in die dafür eigentlich zuständige Zeitschrift für Gastroenterologie Eingang gefunden. Die Wiener Professorin macht es sich nicht leicht:

»Gegen den Strom schwimmen, scheinbar gesichertes Wissen hinterfragen, ist ein wesentlicher Bestandteil meiner Arbeit. Meine Erfahrungen haben mir Mut gemacht, Forschungswege gegen den Mainstream zu beschreiten. Man muss provokante Neuigkeiten hartnäckig verbreiten. Das macht es so spannend, und deshalb arbeite ich auch gerne.«

Der Schatz aus der Konkursmasse

Eine Gelegenheit für die Konkurrenz

Klingelhöllers Firma Regeneratio Pharma AG war Anfang 2004 in Konkurs gegangen. Mit der Abwicklung des zahlungsunfähigen Unternehmens wurde eine Wuppertaler Rechtsanwaltskanzlei beauftragt.

Versehen mit dem Aktenzeichen 145IN 126/4 schickte der Insolvenzverwalter einen Zwischenbericht an das Amtsgericht Wuppertal, in dem er das Hauptthema des Falls Regeneratio beschrieb: »Der entscheidende Schwerpunkt dieses Verfahrens war die Verwertung der Patente. Ein Erwerber würde mit ihnen in der Lage sein, die Zulassungsverfahren in ihrem jeweiligen Stand aufzunehmen und die bereits erzielten Ergebnisse zu nutzen.«

Hinter diesem Satz versteckte sich die große Chance für all jene Pharmaunternehmen, die in der Vergangenheit damit beschäftigt waren, die Markteinführung der Hautcreme Regividerm zu verhindern.

Jetzt konnten sie das billiger haben. Denn jetzt brauchten sie nur noch den Insolvenzverwalter nach dem Kaufpreis der Patentrechte zu fragen, um sie zu erwerben. Sicher würde der Insolvenzverwalter nicht jene 936 Millionen Dollar verlangen, auf die einige Jahre zuvor die Patente taxiert worden waren. Interessierte Konzerne würden weit weniger bezahlen müssen, als sie in den vergangenen Jahren geboten hatten. Jetzt könnten sie das unerwünschte Medikament endlich gemeinsam mit den anderen unwillkommenen Neuentwicklungen in der Schublade verschwinden lassen.

Ein Schnäppchen

Im Juli 2004, fünf Monate nachdem die Regeneratio Pharma AG in Wuppertal Insolvenz angemeldet hatte, nahm Rüdiger Weiss Kontakt zum Insolvenzverwalter auf. Der Aktionär wollte sich über den Verlauf des Verfahrens informieren und wissen, welche Chancen für eine Wiederbelebung des Unternehmens bestehen. Immerhin war er mit knapp einer halben Million Euro an der Klingelhöller-Firma beteiligt. Was ihn aber besonders interessierte, war, ob sich inzwischen einer der großen Pharmakonzerne gemeldet hatte, mit denen Klingelhöller in der Vergangenheit über die Vermarktung der B12-Creme verhandelt hatte. Bei fast allen Gesprächen hatten die großen Unternehmen ihr Interesse an den Patentrechten signalisiert. Über den Kauf der Patente, hatten sie immer betont, könne man sich zu jeder Zeit einigen. Als Weiss den Insolvenzverwalter aufsuchte, ging er davon aus, dass längst einige Kaufangebote vorliegen würden. Umso überraschter war er, als er erfuhr, dass die Schutzrechte für die Creme immer noch bei dem Unternehmen lagen. Der Insolvenzverwalter berichtete ihm von insgesamt drei Ankündigungen interessierter Investoren, demnächst konkrete Übernahmeangebote zu formulieren. Aber die Schreiben waren noch sehr vage und unverbindlich gehalten. Auch Karsten Klingelhöller hatte sich zwischenzeitlich gemeldet und versprochen, ein Angebot über drei Millionen Euro zu machen, ließ aber danach nichts mehr von sich hören. Der Insolvenzverwalter hatte in seinen Berichten an die Gläubiger erwähnt, dass noch weitere 3,5 Millionen Euro investiert werden müssten, falls man das Zulassungsverfahren zur Anerkennung als Medikament fortführen wollte. Denn es seien noch klinische Studien in England zu finanzieren. Rüdiger Weiss befürchtete seinerseits, dass unter den Interessenten auch Unternehmen wären, die ausschließlich an den Patenten, nicht aber an der Produktion interessiert sein würden. Weil er nach wie vor von der Creme überzeugt war, beschloss er kurzerhand, selbst ein Angebot zu machen. Er versprach dem Insolvenzverwalter, die Kaufsumme nötigenfalls auch bar zu bezahlen, wenn sie nicht zu hoch ausfallen würde. Am 23. Juli 2004 schlossen der Insolvenzverwalter und die Welserpark GmbH, ein Immobilienunternehmen, das Weiss gehört, einen Kaufvertrag ab, mit dem er »die immateriellen Anlagevermögen erwarb und die restlichen Grundstrukturen des schuldnerischen Unternehmens zum Stichtag 31. Juli 2004 übernahm«. Der vereinbarte Kaufpreis betrug 250 000 Euro zzgl. der gesetzlichen Mehrwertsteuer und wurde laut Zwischenbericht des Insolvenzverwalters vom 14. November 2005 »am 3. September 2004 bezahlt«. Rüdiger Weiss schien mit dem Kauf der Patentrechte ein sensationeller Coup gelungen zu sein. Zum einen war er denen zuvorgekommen, die sich mit dem Kauf der Schutzrechte nur eines unerwünschten Medikaments entledigen wollten. Zum anderen hatte er sie zu einem Preis gekauft, der weit unter den früheren Geboten interessierter Unternehmen lag. Und berücksichtigte man die Marktanalyse und Bewertung der Creme durch die Beratungsfirma PriceWaterhouseCoopers, war die Kaufsumme verschwindend gering gegenüber den 936 Millionen Dollar, von denen immer die Rede gewesen war, wenn es um die Bewertung der Patentrechte ging.

Der Erfinder taucht unter

Seit der Insolvenz der Regeneratio Pharma AG war Karsten Klingelhöller von der Bildfläche verschwunden. Für ein paar Monate hatte sich der Erfinder in das Haus seiner Eltern in der Wuppertaler Eintrachtstraße zurückgezogen. Er haderte mit sich und der Welt, die seine Creme nicht hatte haben wollen. Noch mehr aber verzweifelte er daran, dass ihm die Patentrechte nicht mehr gehörten. Die Vorstellung, dass er sie noch besitzen würde, wenn er sie seinerzeit bei der Firmengründung aus dem Unternehmen herausgehalten hätte, machte ihn halb wahnsinnig. Dann und wann hatte er bei dem Insolvenzverwalter angerufen, um nachzufragen, ob die Rechte noch bei der Regeneratio Pharma lägen. Er zermarterte sich das Gehirn, wie er sie doch noch zurückgewinnen könnte. Als er schließlich davon erfuhr, dass ein anderer die Rechte aus der Insolvenzmasse gekauft hatte, fiel Klingelhöller in eine tiefe Depression, die ihn für eine lange Zeit vollständig handlungsunfähig machte. Er aß sich dick, panzerte sich mit Fett gegen die Umwelt. Innerhalb von wenigen Monaten nahm er um einen ganzen Zentner zu. Er war am Ende, zumal er ahnte, dass im weiteren Verlauf des Insolvenzverfahrens eine Menge Gläubiger Geld von ihm fordern würden. Geld, das sie ihm für die Entwicklung der Creme geliehen hatten, darunter Banken, aber auch eine Reihe privater Anleger.

Am 29. November 2004, abends gegen 18 Uhr, klingelte es an seiner Tür. Klingelhöller hatte sich angewöhnt, nicht mehr zu öffnen. Gutes hatte er ohnehin nicht zu erwarten. An diesem Tag aber änderte er seine Routine und ließ den Mann, der draußen stand, in seine Wohnung.

Am 4. August 2009 erzählt Rechtsanwalt Thomas Schütz von seiner ersten Begegnung mit Karsten Klingelhöller. »Vor mir stand ein 200-Kilo-Mann, einer, der völlig am Ende zu sein schien. Doch eigenartigerweise machte dieser massige Mensch zugleich auch einen sehr zerbrechlichen Eindruck. In seinem Blick lag eine Mischung aus Misstrauen und Hoffnung. Als ich ihm sagte, dass wir gemeinsame Bekannte haben, die von mir denken, dass ich ihm helfen kann, und dass ich ihn deshalb aufgesucht habe, erzählte mir Klingelhöller seine Geschichte. Als ich sie gehört hatte, änderte sich mein Leben, das ich bis dahin geführt hatte, schlagartig.«

Als der Rechtsanwalt spät am Abend das Haus in der Wuppertaler Eintrachtstraße wieder verließ, hatte Klingelhöller einen neuen Verbündeten, der ihm in allen Rechtsfragen so lange helfen wollte, bis es die B12-Creme in den Apotheken zu kaufen gab. Jetzt wollten sie gemeinsam alles daran setzen, die Patentrechte wieder zurückzugewinnen. Thomas Schütz hatte sein Geld bis dahin als Anwalt für Unternehmensgründungen in den arabischen Emiraten verdient. Kurz vor der Begegnung mit Klingelhöller war er im Zuge der Auflösung einer Unternehmensabteilung von seinem Arbeitgeber entlassen worden. Der Rechtsanwalt war jetzt ohne Festanstellung und lebte von seiner Abfindung. Nach dem Gespräch mit Klingelhöller hoffte er auf einen neuen Job als Jurist in einem Unternehmen, das in seinem Produktportfolio über das wirksamste Mittel gegen Hautkrankheiten verfügen würde, das es auf der Welt zu kaufen gab. Und nicht nur das. An diesem Abend hatte Klingelhöller ihm noch von weiteren Erfindungen erzählt. Seit Wochen arbeitete er an einer Entdeckung, von der er überzeugt war, dass sie bei der Behandlung von Magen- und Darmerkrankungen einen ähnlichen Durchbruch erzielen könnte wie das Vitamin B12 bei Neurodermitis.

»Klingelhöller sagte mir, er habe etwas ganz Neues entdeckt, etwas, mit dem man Erkrankungen im Darm wie Morbus Crohn und Colitis Ulcerosa durch Verwendung von Metallkomplexen oder – wissenschaftlich ausgedrückt – durch die Verabreichung von Tetrapyrrolheterocyclen sehr erfolgreich behandeln könne. An diesem Abend sprudelten seine Ideen geradezu aus ihm heraus,« sagt Thomas Schütz im Gespräch mit dem Autor am 5. August 2009. »Er schien neuen Mut gefasst zu haben. Und das lag sicher auch daran, dass ich versprochen hatte, ihm zu helfen.«

Thomas Schütz war fasziniert von Klingelhöller, der sich aus seiner Sicht während des Gesprächs als genialer und kreativer Forscher entpuppt hatte. Genauso faszinierend war für ihn die Vorstellung, viel Geld verdienen zu können, falls alles gut ging mit der Beteiligung am Verkauf der B12-Creme. Fortan wollte er sich der Suche nach Geldgebern widmen, um die Patentrechte von Rüdiger Weiss zurückkaufen zu können. Dass daraus ein schlecht bezahlter Vollzeitjob werden würde, einer, der auch ihn in die Resignation treiben würde, ahnte er noch nicht. Zunächst aber gelang es den beiden schon ein paar Monate später, sich mit einigen sehr vermögenden Menschen zu treffen, die Interesse an einer Beteiligung zu haben schienen. Schütz und Klingelhöller hatten eine Präsentation vorbereitet, die auf diejenigen, die sie lasen, durchaus beeindruckend wirkte. Sie las sich wie eine Erfolgsstory, allerdings eine, der das Happy End noch fehlte. Wenn sie ihren Vortrag über die bisherige Geschichte der B12-Creme hielten, kam es immer zu jenem ganz besonderen Moment, in dem die Zuhörer mit einem staunenden »Aaah« reagierten und sich ungläubig anschauten. Es war der Augenblick, in dem Schütz aus der Marktanalyse von PriceWaterhouseCoopers zitierte. Weltweit, so die Prognose der Experten, seien so viele Patienten an einer solchen Salbe interessiert, dass sich aus dem ermittelten Marktwert von Regividerm allein ein Patentwert ergäbe, der bei 936 Millionen Dollar läge. So gesehen sei der Rückkauf der Patente für ein paar Millionen Euro geradezu ein Schnäppchen, pflegten die Interessenten dann zu sagen und zeigten verstärktes Interesse an einer Zusammenarbeit mit Schütz und Klingelhöller. Nun, nach fast einem Jahr, in dem Schütz viele solcher Präsentationen gezeigt und ebenso viele Zusagen von Investoren erhalten hatte, die aber immer unverbindlich geblieben und am Ende im Sande verlaufen waren, schien es im Frühjahr 2006 endlich so weit zu sein. Am 18. März 2006 trafen sich Klingelhöller und Schütz mit Investoren in einer Frankfurter Anwaltskanzlei, um die Verträge zur Gründung einer Aktiengesellschaft zu unterzeichnen. Einer der Investoren hatte sich durch einen Beauftragten vertreten lassen, während er aus den USA telefonisch zugeschaltet war. Irgendwann nahm das Gespräch eine dramatische Wendung. Man stritt sich über Gewinnanteile und die zukünftigen Patentrechte. Die Verhandlungen endeten in gegenseitigen Beschimpfungen. Als der Investor am Telefon ankündigte, aus dem Geschäft auszusteigen, wollte der zweite, der von seinem Beauftragten über den Verlauf des Gesprächs informiert worden war, auch nicht mehr. Statt eine AG mit dem Namen ALEO und einem Grundkapital von einer Million Euro zu gründen, wie es noch am Vormittag vorgesehen war, trennten sich die Verhandlungspartner im Streit.

»An diesem Abend wollte Karsten seinem Leben ein Ende machen«, erzählt Thomas Schütz im August 2009. »Seit 14 Uhr hatten wir verhandelt. Um 23.30 Uhr saßen wir im Auto auf dem Weg nach Wuppertal und hatten nichts erreicht. Als wir in Wuppertal ankamen, sprach er von dem Brunnen hinter dem Haus, weit über 20 Meter tief. Ich habe ihn in dieser Nacht nicht allein gelassen.«

Klingelhöller wusste nicht mehr weiter. Lange würde er nicht mehr in seinem Elternhaus bleiben können. Seine Schuldenlast wog so schwer, dass er sie ohne Hilfe nie mehr loswerden konnte. Inzwischen drohten die Banken mit Zwangsmaßnahmen und mit der Einleitung eines persönlichen Insolvenzverfahrens, falls er nicht innerhalb von wenigen Monaten seine Kredite bezahlen würde, die noch aus den Zeiten der Regeneratio Pharma AG stammten.

Ein paar Wochen lang quoll der Briefkasten im Flur der Eintrachtstraße 39 über von Briefen, die den Absender von Banken, Rechtsanwälten und Gerichten trugen. Wenn man auf die Klingel mit
dem Namensschild Klingelhöller drückte, klang der schrille Ton
weit über die Straße. Aber die Tür blieb verschlossen. Der Erfinder der B12-Creme hatte das Haus verlassen.

Eine Anfrage bei Bayer

Der neue Patentinhaber Rüdiger Weiss ging zwischenzeitlich seinen eigenen Weg. Er wollte einen weiteren Anlauf nehmen, die
B12-Creme als Medikament auf den Markt zu bringen. Er konnte sich einfach nicht vorstellen, dass es unter den vielen Pharmaherstellern nicht wenigstens einen Partner gab, der auch erkannte,
welche Gewinnaussichten die Substanz für sein Unternehmen
hatte. Man brauchte sich doch nur vor Augen zu führen, dachte
er, wie viele Patienten die Creme kaufen würden. Die bisherigen
Ergebnisse jedenfalls versprachen einen Riesenbedarf. Ab jetzt
wurde er die Gespräche mit den Arzneimittelherstellern führen.
Gleichzeitig würde er weitere Prüfungen und Tests durchführen
lassen, um Verhandlungspartner mit einem Produkt konfrontie-
ren zu können, das ohne Nebenwirkungen einwandfrei funktio-
nierte und nur noch produziert werden musste. Im Dezember
2004 schickte Weiss eine Kurzpräsentation der Regividerm-Creme
an den Bayer-Konzern in Leverkusen. Im Gebäude Q26 arbeitete
Wolfgang Berner, Mitglied des »Konzernführungskreises« und ausgestattet mit »hervorgehobener Zuständigkeit« für den Bereich
Consumer Care. Der eigenständige Geschäftsbereich produzierte
seit 1994 als einer der größten Anbieter rezeptfreie Arzneimittel,
darunter auch Salben und das Jahrhundertmittel Aspirin. Rüdiger
Weiss hatte seine Produktinformationen über die B12-Creme ganz

bewusst an die Bayer-Abteilung für frei verkäufliche Substanzen geschickt. Denn für die Zulassung von Regividerm als sogenanntes Medizinprodukt – ohne ärztliche Verschreibung und frei verkäuflich in allen Apotheken – lagen längst alle Voraussetzungen vor. Für die Zulassung als Medikament stand noch eine Massenprüfung aus, eine klinische Untersuchung, an der mehrere 100 Patienten beteiligt sein müssten. Ob der Konzern es als Medikament oder als frei verkäufliches OTC-Produkt[36] verkaufen wollte, war eine Frage der Marktstrategie. Möglich war beides. Berner blätterte in der Informationsmappe von Regividerm – und legte sie zur Seite. Weiss wartete wochenlang auf eine Reaktion und fragte am 14. Januar 2005 nach, wie man im Konzern über die Creme dachte. Der Bayer-Mann vertröstete ihn auf das Ende des Monats. Man sei sehr beschäftigt mit der »Roche-Aktion«.

Der Pharmakonzern Bayer musste sich zu diesem Zeitpunkt mit einem in die Kritik geratenen Wirkstoff befassen, der in einem seiner Produkte enthalten war, und darüber entscheiden, ob dieses Produkt auf dem Markt bleiben konnte. Da war nur wenig Zeit, sich mit einem neuen Produkt zu beschäftigen, das nicht im eigenen Haus entwickelt worden war.

Herzinfarkt durch Schmerzmittel?

Hinter der »Roche-Aktion« verbargen sich erhebliche Probleme, mit denen sich die Bayer AG seit ein paar Wochen auseinandersetzen musste. Entstanden waren sie durch die Übernahme eines Wirkstoffes für Schmerzmittel, der in der Vergangenheit von dem Schweizer Unternehmen Roche produziert worden war: »Naproxen«. Drei Wochen zuvor hatte eine Meldung aus den USA für große Unruhe bei der Bayer AG gesorgt. In Rockville hatte die amerikanische Aufsichtsbehörde für die Arzneimittelzulassung, die Food and Drug Administration (FDA), vor den Risiken bei der Einnahme des rezeptfreien Schmerzmittels Naproxen gewarnt. Eine Meldung, die eher aus Zufall entstanden war. Im Auftrag des amerikanischen National Institute of Aging (NIA) hatten Wissenschaftler untersucht, ob die Substanz Naproxen, die zu der Gruppe der nichtsteroiden Entzündungshemmer gehört, auch im Fall von Alzheimererkrankungen eine positive Wirkung hat. Das Ergebnis hatte mit den angestrebten Forschungszielen nur noch wenig zu tun: Die Studien zeigten schon sehr früh, dass die Substanz, die bei leichten bis mittelstarken Schmerzen und Fieber eingenommen wird, als unerwünschte Nebenwirkung zu Herzkreislauferkrankungen führen konnte. Das Risiko, einen Herzinfarkt zu bekommen, stieg nach Aussage der Studie bei regelmäßiger Einnahme um 50 Prozent. Das Institut stoppte die Studien und informierte die amerikanische Gesundheitsbehörde FDA. Und die empfahl in einem »warning letter«, das Arzneimittel keinesfalls länger als zehn Tage einzunehmen und sich unbedingt an die empfohlene Dosierung zu halten. Naproxen war bislang von der Firma Roche unter dem Markennamen »Naprosyn« verkauft worden. Aber auch die Bayer AG war betroffen, weil sie den gleichen Wirkstoff unter dem Markennamen »Aleve« im Angebot hatte. Bayer hatte die Verkaufsrechte im Laufe des Jahres 2004 von Roche erworben. Zum Stichtag 1. Januar 2005 gingen die Rechte auf die Bayer-Tochter Health Care über. Zehn Tage davor kam dann die Hiobsbotschaft aus den USA. Die öffentliche Reaktion der Bayer AG bestand aus dem Hinweis, Aleve sei ein erprobtes Mittel und seit 1976 in den USA auf dem Markt. Ein Rückzug des Medikaments sei ausgeschlossen. Man warte auf weitere Details der Studie.[37] Einen Monat später aber gab die Tochter der Bayer AG laut Wallstreet Online schon wieder Entwarnung und berichtete, die Sicherheit des Wirkstoffs Naproxen sei vom Beratungsausschuss der amerikanischen Gesundheitsbehörde FDA bestätigt worden. In der FDA-Kommission habe man sogar diskutiert, Naproxen zukünftig als Referenzstandard bei klinischen Studien zu verwenden.[38] Kurze Zeit später aber änderte Bayer den Beipackzettel des Mittels Aleve. Jetzt war der Hinweis zu lesen, dass Aleve »möglicherweise mit einem geringfügigen Risiko für Herzanfälle (›Herzinfarkt‹) oder Schlaganfälle verbunden« sei. »Jedwedes Risiko ist wahrscheinlicher mit hohen Dosen und länger dauernder Behandlung. Überschreiten Sie nicht die vorgeschriebene Dosis oder Behandlungsdauer (maximal vier Tage)«.

Aspirin für die Haut

Während der Bayer-Konzern mit den Risikowarnungen vor dem Schmerzmittel Aleve beschäftigt war, hoffte Rüdiger Weiss auf das Interesse des Konzerns an der Regividerm-Creme. Aber eine Woche nach dem letzten Telefonat, am 21. Januar 2005, sagte Bayer ab. Vermutlich dachte man bei Bayer, dass die Creme nicht in Einklang zu bringen sei mit den Planungen, die Salbe Bepanthen weiter auf dem Arzneimittelmarkt zu verbreiten. Der Pharmakonzern Bayer wusste, dass Bepanthen auch von vielen Neurodermitikern benutzt wurde, allerdings ohne heilende Wirkung, als Pflegemittel. Denn was bei der normalen Haut funktionieren kann, gelingt bei Neurodermitikern nicht: als Wund- und Heilsalbe, deren Wirkstoff Dexpanthenol ist, in die Haut einzudringen und die Neubildung der Hautzellen anzuregen, um sie von innen zu regenerieren.

Bei der Ablehnung der Produktion des Heilmittels gegen Neurodermitis und Psoriasis argumentierte der Bayer-Konzern mit der Existenz eines eigenen Pflegemittels gegen Hautverletzungen. Was sich während der Verhandlungen mit Wyeth-Pharma in Münster angedeutet hatte, zeigte sich nach Weiss' Eindruck auch bei den

Gesprächen mit dem Bayer-Konzern in Leverkusen. Wie eine re-flexartige Reaktion wurden sogenannte »Marktstrategien« ange-führt, in die sich ein Mittel wie die B12-Creme nicht einfügen ließe. Der Gedanke, dass sich die Angebotspalette mit Regividerm sinnvoll erweitern lassen könnte, beeindruckte die Konzernma-nager nicht. Die »marktstrategischen Überlegungen« schienen dem Schutz der eigenen Produkte zu dienen.

Im April 2009 zitiert Patentinhaber Rüdiger Weiss den Satz eines Bayer-Managers, der während eines Gesprächs über die B12-Creme sagte: »Wenn das alles zutrifft, was in Ihren Unterlagen zu lesen ist, und wenn die Ergebnisse der Stu-dien so stimmen, dann haben Sie ja das Aspirin für die Haut entwickelt.«

Im Klartext: In den Diskussionen mit dem Bayer-Konzern wurde die Wirkung von Regividerm nicht in Zweifel gezogen.

Unter Fachleuten

Regeneratio war nach dem Verkauf aus der Insolvenzmasse keine Aktiengesellschaft aus Wuppertal mehr, sondern wurde durch eine GmbH aus Remscheid abgelöst, deren Eigentümer nun Rüdiger Weiss war. Im September 2008 wartete er in der Empfangshalle der Novartis-Zentrale in München. Weiss hatte einige Proben Re-gividerm aus einer Testproduktion dabei, die er in Tuben hatte füllen lassen. Außerdem hatte er einen Aktenordner mit sämtli-chen Dokumenten zu der Historie des bisher ungewollten Medi-kaments im Gepäck und eine Präsentation über Wirkungsweise und Bedarf. Dass er überhaupt vom Novartis-Konzern empfan-gen wurde, der ja zu Zeiten Klingelhöllers die B12-Creme abgelehnt hatte, verdankte er dem Leiter der klinischen Forschung bei Novartis. Dr. Dirk Wehler hatte sich ein Bild von der B12-Salbe machen können und war durchaus angetan von den dokumentierten Ergebnissen. Dass der Novartis-Manager dazu noch aus dem Rheinischen stammte, hatte dem Regeneratio-Eigentümer den Weg zumindest bis in die Empfangshalle von Novartis geebnet. Gespannt wartete Rüdiger Weiss nun auf das, was da auf ihn zukam. Er hatte sich gut vorbereitet auf das Gespräch mit den Repräsentanten von Novartis, wusste aber nicht, mit wem genau er es tun haben würde. Nach einer Viertelstunde Wartezeit wurde er in einen Konferenzraum geführt, in dem eine fünfköpfige Gruppe von Novartis-Managern saß. Kaum hatte er Platz genommen, öffnete sich erneut die Tür, durch die er gerade selbst gekommen war. Der Mann im grünen Trachtenanzug musste der Chef sein. Er setzte sich an das Kopfende des Konferenztisches und begrüßte die Anwesenden auf Englisch. Theodor Frantzke, Leiter im Geschäftsbereich OTC von Novartis Consumer Health, wollte sich von Weiss die B12-Creme erklären lassen – in Englisch. Weiss bat ihn, doch Deutsch mit ihm zu sprechen. Er fühle sich in Anbetracht der vielen Fachbegriffe und Pharma-Termini nicht sicher genug, das Gespräch in Englisch zu führen. Die Konzernsprache bei Novartis sei aber Englisch, entgegnete der Novartis-Chef. Davon wolle man nicht abrücken. Dann bat er einen seiner Mitarbeiter, das Gespräch für Rüdiger Weiss zu übersetzen. Also wurde immer dann, wenn Weiss direkt angesprochen wurde, vom Englischen ins Deutsche übersetzt. Man sei durchaus interessiert an der B12-Salbe, wurde ihm vermittelt. Aber bevor es zu einer Zusammenarbeit komme, müsse Weiss eine Menge Hausaufgaben erledigen. Weiss hatte während des Gesprächs eine seiner Tuben auf den Tisch gelegt, die unter den Novartis-Managern weitergereicht und mit einem fast mitleidigen Lächeln kommentiert wurde. Wie man überhaupt auf die Idee kommen könnte, die Salbe in einer normalen Aluminiumtube zu verpacken? Auf einer Tube, die sich aufrollen und knicken lasse, könne man doch schon nach kurzem Gebrauch den Markennamen nicht mehr lesen. Also müsse eine Kunststoff-, eine Polyfoil-Tube her, die auf dem Schraubverschluss stehend aufbewahrt werden kann. Überhaupt müsse man an dem gesamten Konzept noch mal arbeiten. Und vor allem müsse die Haltbarkeit einer solchen Creme verbessert werden. Das könne man am besten, wenn man der Salbe Vitamin E zusetzen würde. Dann müsse man die Creme ein Jahr lang bei Zimmertemperatur aufbewahren und noch einmal auf ihre Haltbarkeit prüfen lassen. Rüdiger Weiss spürte, dass, je länger das Gespräch dauerte, auch die Aufgabenliste länger werden würde, mit der die Gesprächspartner ihn beauftragen würden. Schon die Sache mit der Haltbarkeit wollte ihm nicht einleuchten. Die Creme hatte sich ja bereits in Haltbarkeitstests bewährt. Und der Zusatz von Vitamin E zur Konservierung der Creme schien ihm völlig überflüssig zu sein, weil das Avocadoöl ohnehin über einen hohen Anteil von Vitamin E verfügte. Eigentlich lagen alle Voraussetzungen für eine Produktion der Hautcreme vor. Aber davon war während des Gesprächs keine Rede. Die Novartis-Manager forderten Weiss auf, das ganze Konzept zur Vermarktung seiner Creme noch einmal neu zu bedenken. Als Weiss das Gebäude des Novartis-Konzerns verlassen hatte, wieder im Auto unterwegs nach Remscheid war und über das Gespräch nachdachte, kam ihm ein völlig neuer Gedanke. Zum ersten Mal dachte er ernsthaft darüber nach, die B12-Creme »einfach selbst herzustellen«. Novartis hatte zum zweiten Mal das unbedenkliche Medikament Regividerm abgelehnt. Novartis setzte weiter auf das Mittel Elidel.

Wirksamkeit und Nutzen

Eine 1500-Euro-Spritze

Novartis hat in seinem Produktangebot ein Medikament, das den Konzern in den Fokus öffentlicher Kritik gezogen hat: »Avastin«, eine hochwirksame Substanz gegen eine Form der Altersblindheit, an der in Deutschland rund vier Millionen Menschen leiden. Makuladegeneration ist ein Augenleiden, eine spezielle Erkrankung der Netzhaut. Die Ärzte nennen sie AMD, dabei wachsen in den Augen unkontrolliert neue, feinste Äderchen. Die Krankheit beginnt unmerklich, schleicht sich meist erst im höheren Alter in das Leben der Menschen. Zuerst werden die Konturen unklarer, später erkennt man die Mimik in einem Gesicht nur noch aus nächster Nähe, dann gar nicht mehr, bis schließlich alles in nebligen Grauschleiern verschwindet. Eine Variante der Makuladegeneration, die sogenannte feuchte Variante der AMD, führt zur vollständigen Erblindung. Bis vor Kurzem galt die Krankheit als unheilbar. Seit einigen Jahren kann sie gestoppt werden, dank einer Substanz, die von Genentech, der Biotechnologietochter der Schweizer Pharmafirma Roche, im kalifornischen San Francisco entwickelt worden ist. Genentech wurde im März 2009 von Roche für über 46 Milliarden Dollar übernommen. Der Mutterkonzern hat seinen Sitz in Basel. Roche, als Hersteller jener Substanz mit dem Namen Avastin, könnte also möglicherweise Millionen von Altersblindheit bedrohten Patienten helfen. Tut es aber nicht. Roche hat das Medikament Avastin bei den Behörden ausschließlich als Krebsmittel genehmigen lassen, obwohl es auch die Augenkrankheit AMD heilen könnte. In der onkologischen Therapie ist es eines der teuersten Produkte überhaupt. Ein Behandlungszyklus mit Avastin kostet etwa 60 000 Euro. Aber in der Anwendung bei AMD-Patienten wäre es vergleichsweise billig. Man müsste nur eine winzige Menge Avastin, etwa einen zehntel Milliliter, in das kranke Auge spritzen. Das Mittel hemmt die Entstehung neuer Blutgefäße durch Ausschaltung eines Faktors, der für das Wachstum der Gefäße verantwortlich ist. Der Inhalt einer Injektion würde etwa 5,50 Euro kosten. Für die Behandlung gegen die Makuladegeneration wären acht bis zehn Injektionen notwendig, die insgesamt 68 Euro kosten würden. Avastin soll auch in Zukunft ein Krebsmedikament bleiben und ausschließlich in der Krebstherapie angewandt werden. Es gibt eine andere Möglichkeit, die in Avastin wirkende Substanz gegen Altersblindheit einzusetzen. Anstelle von Avastin kann man bei Roche ein Produkt namens »Lucentis« von der Firma Novartis kaufen. Und das ist sehr viel teurer: Eine einzige Injektion mit Lucentis kostet statt 5,50 Euro dann 1523,26 Euro. Roche hatte dem Unternehmen Novartis, mit dem es wirtschaftlich verbunden ist, die Lizenzierung und damit den Verkauf als Augenmedikament überlassen. Novartis besitzt ein Aktienpaket des Avastin-Herstellers und ist mit über 33 Prozent der zweitgrößte Anteilseigner von Roche.

Der 42-jährige Peter Maag leitet die Novartis-Pharma-Zentrale in Nürnberg.

Im Sommer 2008 wird er gefragt, warum für eine Spritze Lucentis über 1500 Euro verlangt werden.

»Man schaut natürlich, wie wurde diese Behandlung in der Vergangenheit durchgeführt«, führt Maag aus, »und was sind die therapeutischen Möglichkeiten, die es für diese Krankheit gibt. Dann sehen Sie, dass sich Lucentis preislich durchaus in dem Bereich bewegt, in dem die bisherigen Therapien vergütet wurden.«

»Bedeutet das, dass sich der Preis für ein neues Medikament nicht an den Forschungskosten, sondern daran orientiert, was der Markt hergibt?«, wird der Novartis-Chef gefragt.

»Nein, das würde ich so zurückweisen. Richtig ist, dass wir natürlich auch Kosten-Nutzen-Analysen machen und überzeugt sind, dass Lucentis seinen Preis wert ist.«[39]

Mit Argwohn blicken daher die Manager von Roche und Novartis nach Bremen. Dort wird zurzeit am Institut für klinische Pharmakologie am Klinikum Bremen-Mitte eine Studie durchgeführt. »Robin Hood wäre ein geeigneter Tarnname für das Projekt«, sagt Professor Bernd Mühlbauer, der Direktor des Instituts. Sein Versuch mit den beiden Medikamenten soll klären, ob Lucentis oder Avastin das bessere Mittel gegen Altersblindheit ist. Üblicherweise führen die Arzneimittelhersteller solche Tests selbst durch und finanzieren sie auch. Weil aber Roche sein Krebsmittel nicht als Augenmittel zulässt, arbeitet Mühlbauer ohne den erklärten Willen der Hersteller. Die Studie trägt den Namen »Vibera« und wird von dem Bremer Institut selbst finanziert. Die Forscher vermuten, dass sich die Gleichwertigkeit der beiden Medikamente bei Wirksamkeit und Nebenwirkungen in der kontrollierten klinischen Studie bestätigen wird. Es gibt zudem Hinweise, dass Avastin dem teuren Lucentis sogar überlegen sein könnte. Avastin verfügt über mehr Bindungsstellen, mit denen die gefäßbildenden sogenannten VEGF-Botenstoffe abgefangen werden können. Und es bleibt länger im behandelten Auge. Das bedeutet, dass weniger Injektionen nötig wären. Sollte der Nachweis gelingen, würde der Konzern vermutlich aufgefordert werden, Avastin als Medikament auch gegen die Augenkrankheit AMD genehmigen zu lassen. Dann aber ließe sich der Verkaufspreis von Lucentis kaum mehr rechtfertigen.

Auch unter gesundheitspolitischen Aspekten ist die Studie in Bremen äußerst interessant. Wenn man alle Patienten, die zurzeit unter der feuchten AMD leiden, mit dem teuren Novartis-Medikament behandeln würde, müssten die Krankenkassen pro Jahr etwa vier Milliarden Euro ausgeben. Das entspricht in etwa einem Achtel des gesamten deutschen Arzneimittelbudgets. Die gleiche Behandlung mit dem Roche-Medikament würde die Kosten auf etwa 100 Millionen Euro reduzieren. Hinzu kommen die Behandlungskosten für eine große Zahl Diabetiker, die an der sogenannten Retinopathie erkrankt sind, einer durch die Zuckerkrankheit verursachten Netzhautschädigung. Denn auch ihnen kann Lucentis, bzw. Avastin, helfen. Insgesamt geht es um viele Milliarden Euro, die allein bei den Behandlungen der beiden Augenleiden eingespart werden könnten. Noch dauert die Studie in Bremen an. Insgesamt 366 AMD-Patienten werden bis zum Ende des Jahres 2009 im direkten Vergleich nach dem Verfahren einer Head-to-Head-Studie mit beiden Medikamenten behandelt. Um sich gegen Angriffe der Pharmakonzerne zu schützen, haben sich die Bremer Wissenschaftler bei der Durchführung für den höchsten Standard entschieden, den eine Studie haben kann – für die sogenannte kontrollierte, randomisierte, doppelt verblindete Prüfung. Ergebnisse werden Anfang 2010 erwartet.

»So etwas hat es bisher in Deutschland noch nicht gegeben«, sagt Professor Bernd Mühlbauer im Januar 2009. Und zu den beiden möglichen klinischen Ergebnissen kündigt er an: »Wenn es die zugelassene Substanz ist, die der nicht zugelassenen überlegen ist, dann hat die Gesundheitspolitik ein Problem mit den Kosten. Wenn es andersherum ist, dass also die nicht zugelassene Substanz besser ist oder gar einen höheren Patientennutzen hat als die zugelassene, dann wird die Sache natürlich spannender. Denn auch mit diesen Daten wird nichts und niemand den Hersteller zwingen können, eine Zulassung dafür zu erwirken.«

In Kiel geben einige Augenärzte ihren Patienten heute schon das Avastin und berechnen den Krankenkassen für eine Behandlung einschließlich Betäubung und Operation pauschal 731 Euro. Würden sie Lucentis verabreichen, läge die Behandlungspauschale bei weit über 2000 Euro.

»Als Ärzte haben wir selbst nichts davon, das günstigere Medikament zu nehmen«, sagt der Kieler Augenarzt Professor Detlef Uthoff. »Aber man muss bei der derzeitigen finanziellen Situation auch solidarisch sein. Durch Lucentis kommen Hunderte Millionen Euro an Extrakosten auf die Kassen zu. Wir sind im Grunde die Handlanger der Herstellerfirmen Novartis und Roche. Die wissen ja, dass die Medikamente praktisch identisch sind. Jetzt sollen wir denen die Kassen füllen. Wenn wir das verschreiben, verdienen die ihr Geld.«

Allein durch Medikamente wird in Deutschland das Gesundheitssystem jährlich mit 26,7 Milliarden Euro belastet. Das sind 18 Prozent des gesamten Etats, der 160 Milliarden Euro beträgt. Im Vergleich zu allen anderen europäischen Ländern zahlen die Patienten in Deutschland für Medikamente die höchsten Preise. Das Mittel »Inegy« zur Senkung des Cholesterinspiegels ist mit 204 Euro 13-mal teurer als vergleichbare Standardmittel. Eine Impfung gegen Gebärmutterhalskrebs kostet in Deutschland 477 Euro. Selbst in der Schweiz bezahlen Patientinnen dafür nur umgerechnet 314 Euro und in den USA nur 247 Euro. Die Arzneimittelpreise werden in Deutschland von den Herstellern unkontrolliert festgesetzt. Es gibt keinen Marktmechanismus, der die Preise für neu entwickelte Medikamente reguliert. Im Prinzip verlangen die Pharmaunternehmen das, was sie wollen – und die Kassen müssen zahlen. Als die Bundesregierung am 17. September 2009 den »Arzneimittelverordnungsreport 2009« veröffentlichte, forderte die damalige Gesundheitsministerin, dass »Schluss sein muss mit der teilweise verantwortungslosen Preispolitik mancher Hersteller, die zu Lasten der Beitragszahler geht«.[40]

Ein zurückgezogenes Medikament gegen Psoriasis

Anfang des Jahres 2009 wurde das Psoriasis-Medikament, das von Merck in Darmstadt unter der Bezeichnung »Raptiva« verkauft worden war, vom Markt genommen: wegen erheblicher Nebenwirkungen. Begonnen hatte die Geschichte im Oktober 2003, als in den USA ein neues Medikament gegen Schuppenflechte eingeführt wurde. Ein Jahr später konnte man das Immunsuppressivum auch in Europa kaufen. Das Mittel war vorgesehen für Patienten mit mittelschwerer oder schwerer Psoriasis. Mit einer Fertigspritze sollten sich die Patienten den Wirkstoff Efalizumab einmal wöchentlich »subkutan injizieren«, das heißt in das Fettgewebe der Haut spritzen. Das Verhältnis von Nutzen und Risiko bei der Anwendung von Efalizumab war freilich immer umstritten. Schon in den Zulassungsstudien wirkte die Substanz nicht mal bei einem Viertel der getesteten Patienten positiv. Unter Wirksamkeit verstand man dabei eine Besserung um 75 Prozent nach einer dreimonatigen Behandlungszeit. Die Nebenwirkungen konnten erheblich sein: Kopfschmerzen und Infektionen, Schüttelfrost, Fieber, Asthenie (Schwäche) und Übelkeit. Und weil die ohnehin geringe Wirksamkeit auch gleich nach einer Behandlungsunterbrechung nachließ, behandelten sich die Patienten sogar oft über Jahre. Die Therapie mit Efalizumab wurde in der fachärztlichen »Leitlinie für

Diagnostik und Therapie S3« im Hinblick auf Wirksamkeit und Kosten-Nutzen-Verhältnis nur mit einem von maximal vier möglichen »+« bewertet.[41] Die Substanz wurde unter der Medikamentenbezeichnung Raptiva weltweit verkauft. In Deutschland und Europa durfte der Pharmakonzern Merck aus Darmstadt bzw. seine Tochterfirma Merck Serono liefern. Jahrelang wurden in insgesamt 65 Ländern Psoriasis-Patienten mit Raptiva behandelt, bis Merck am 3. Oktober 2008 eine Pressemitteilung herausgab: »Schwerer Nebenwirkungsfall bei Behandlung mit Raptiva« hieß die Überschrift der Erklärung, in der eingeräumt wurde, dass das Medikament bei einem 70-jährigen Patienten nach vier Jahren Behandlung möglicherweise eine tödliche Hirnerkrankung ausgelöst habe. Die Presseerklärung war vor allem an die behandelnden Ärzte gerichtet. Eine Einstellung des Verkaufs erfolgte zunächst nicht. Im Geschäftsjahr 2007 hatte Merck mit Raptiva Umsätze von 76 Millionen Euro gemacht. Das bedeutete gegenüber dem Jahr zuvor einen Zuwachs von 37 Prozent.[42] Merck erklärte in dem Pressetext lediglich, man habe die Aufsichtsbehörden über den potenziellen schweren Nebenwirkungsfall unterrichtet. Man werde die Produktinformationen um den Vorfall ergänzen und allen Dermatologen ein entsprechendes Informationsschreiben, den sogenannten »Dear Doctor Letter«, zusenden und prüfen, ob weitere Maßnahmen erforderlich sein würden. Während der Verkauf fortgesetzt wurde, wurde im Laufe des Jahres 2008 über einen weiteren Todesfall berichtet.[43] Der Wirkstoff in Raptiva stand im Verdacht, das menschliche Abwehrsystem zu unterdrücken, das im Gehirn die JC-Viren bekämpft. Die Bezeichnung JC-Virus setzt sich aus den Initialen des Patienten zusammen, bei dem das Virus 1971 erstmals isoliert worden ist.

Die Mehrheit aller Erwachsenen ist mit diesem Virus infiziert, ohne dass es zum Ausbruch einer Krankheit kommt.[44] Bei Einnahme eines immunsuppressiven Medikaments aber kann dieses Virus eine Gehirnerkrankung, die progressive multifokale Leukoenzephalopathie (PML), auslösen. Die ersten beiden PML-Fälle waren bei Patienten aufgetreten, die über 70 Jahre alt waren und über vier Jahre Raptiva benutzt hatten. Ein dritter Fall trat bei einem 47-jährigen Patienten aus Deutschland auf, der das Medikament länger als drei Jahre injiziert hatte. Schließlich wurde ein vierter Patient mit der Hirnkrankheit identifiziert. Drei Patienten starben. Keiner hatte ein anderes Immunsuppressivum als Raptiva eingenommen. Ende 2008 hatte Merck mit Raptiva einen neuen Umsatzrekord erreicht: 93 Millionen Euro. Am 9. April 2009 meldete die Nachrichtenagentur Reuters: »Das vom Schweizer Pharmakonzern Roche geschluckte Biotechunternehmen Genentech zieht das Schuppenflechtemittel Raptiva vom US-Markt zurück. Roche erklärte am Mittwoch, deswegen voraussichtlich eine Abschreibung von 125 Millionen Dollar vornehmen zu müssen. Im vergangenen Jahr erzielte Raptiva in den USA einen Umsatz von 108 Millionen Dollar.« Die Art und Weise, wie die Pressemitteilung abgefasst war, zeigte deutlich, dass Roche vor allem darauf bedacht war, seine Shareholders, die Aktionäre des Unternehmens, nicht zu sehr zu beunruhigen. Die Geschäftsziele für das laufende Jahr seien jedoch nicht davon betroffen, wenn das Medikament vom Markt genommen werde, hieß es weiter in der Meldung. Hal Barron, medizinischer Direktor bei Roche Genentech, rechtfertigte den Einsatz von Raptiva in der Vergangenheit. Er glaube, dass vielen Psoriasis-Patienten geholfen werden konnte. »Die Balance zwischen Nutzen und Risiko hat sich erheblich verändert.« Er vermute, dass etwa 2000 Patienten in den USA mit Raptiva behandelt worden seien.[45] Für den deutschen und europäischen Markt hatte die europäische Arzneimittelbehörde, die European Medicines Agency (EMEA), schon am 19. Februar 2009 angekündigt, dem Darmstädter Merck-Konzern wegen Sicherheitsbedenken die

Zulassung für Raptiva zu entziehen. Die Behörde, die ihren Sitz in London hat, begründete den Schritt mit dem Hinweis, dass die Risiken viel zu hoch seien, um das Medikament weiter anzubieten. Am nächsten Tag bestätigte Merck selbst, dass dem Konzern empfohlen worden sei, die Marktzulassung für Raptiva auszusetzen. Wenn man auf der Website des Konzerns nach dem Stichwort Raptiva suchte, um Näheres über die Rücknahme des Medikaments zu erfahren, stieß man auf folgenden ungelenken Hinweis: »Aufgrund einer Neubewertung von Anwendungssicherheit und damit verbundenen therapeutischen Maßnahmen werden unsere Internetseiten zurzeit überarbeitet. Falls Sie Raptiva-Patient sind, bitten wir Sie, sich mit Ihrem behandelnden Arzt in Verbindung zu setzen. Für Fragen zu Raptiva steht Ihnen unsere kostenlose Servicenummer 0800 7278482 zur Verfügung. Vielen Dank für Ihr Verständnis. Serono GmbH, Ein Unternehmen von Merck.«[46]

Als der Autor am 16. April gegen 18.15 Uhr die Telefonnummer wählte, wurde er mit einer Dermatologin des Unternehmens verbunden. Es ergab sich folgender Dialog:

»Guten Abend, ich habe auf der Internetseite Ihres Unternehmens nach Raptiva gesucht. Jetzt finde ich nur noch den Hinweis auf eine Neubewertung. Warum?«

»Benutzen Sie Raptiva?«

»Ja, seit zwei Jahren.«

»Also, es gibt eine Neubewertung der Anwendungssicherheit. Es gibt in Amerika den Fall von drei Patienten, die an einer Krankheit gestorben sind. Und die Patienten haben auch Raptiva benutzt.«

»Soll ich es nicht mehr nehmen?«

»Fragen Sie bei Ihrem nächsten Termin den Arzt, ob er es Ihnen weiter verabreichen will.«

»Ich habe noch vier Spritzen. Kann ich die noch verbrauchen?«

»Fragen Sie am besten Ihren Arzt.«

»Gibt es einen Verkaufsstopp, oder kann ich es noch in der Apotheke kaufen?«

»Einen Verkaufsstopp? Nein. Wenn der Arzt es Ihnen noch verschreibt, können Sie es in der Apotheke noch bekommen. Aber demnächst wahrscheinlich nicht mehr. Das ist ein schleichender Prozess. Wir haben alle Hautärzte informiert. Daher kann Ihnen Ihr Arzt auch mehr sagen.«

Risikovermarktung

Raptiva war schon in den ersten Testphasen im Hinblick auf Wirkung und Nutzen ein umstrittenes Medikament, ähnlich wie das Arzneimittel Vioxx, das über Jahre als »Superaspirin« gegen Gelenkschmerzen bei Rheuma angepriesen worden war. Der von dem Darmstädter Unternehmen unabhängige amerikanische Konzern Merck und Co. hatte bei der Vermarktung des Schmerzmittels allein für die Fernsehwerbung 100 Millionen Dollar pro Jahr ausgegeben und es in scheinbar unabhängigen Zeitschriften beworben. In Deutschland sei Vioxx zeitweise »wie Lutschbonbons« verschrieben worden, obwohl in der Fachzeitschrift für Ärzte, dem *Deutschen Ärzteblatt,* immer wieder auf die Risiken hingewiesen worden war. Die Warnungen seien »im Marketingnebel oft überhört worden«, sagte der Vorsitzende der Arzneimittelkommission der Deutschen Ärzteschaft Bruno Müller-Oerlinghausen. In Fachkreisen habe man immer wieder das erhöhte Risiko für Herzinfarkte diskutiert. Ein Jahr nach der Zulassung von Vioxx kam eine unabhängige Untersuchung zu dem Ergebnis, dass der in Vioxx enthaltene Wirkstoff Rofecoxib ein fünfmal so hohes Herzkreislaufrisiko in sich berge wie vergleichbare Substanzen. Der Konzern startete eine groß angelegte Werbekampagne. 3000 Pharmavertreter wurden in die Arztpraxen geschickt, um Überzeugungsarbeit in Sachen Vioxx zu leisten. Den Merck-Vertretern wurde ein Dokument zur Verfügung gestellt, mit dem vermittelt werden sollte, dass Vioxx den anderen Antirheumatika überlegen sei. Aber das Dokument war nicht vollständig. Die Daten der sogenannten VIGOR-Studie (VIOXX GI Outcomes Research), die 4000 Vioxx-Patienten untersucht hatte, fehlten. Stattdessen wurden die Ergebnisse kleinerer Studien mit insgesamt weniger als 300 Patienten zusammengefasst, die schon vor den Prüfungen der Wirksamkeit und Dosisfindung, also noch vor der Markteinführung durchgeführt worden waren.[47]

Der Umsatz stieg auf zwei Milliarden Dollar. Ein Rekord in der Firmengeschichte. Selbst als die *New York Times* im Mai und das *Journal of the American Medical Association* (JAMA) im August 2001 vor dem Rheumamittel warnten, stieg der Umsatz noch einmal auf 2,5 Milliarden Dollar.

Im September 2004 empfahlen die Analysten auf den Aktienmärkten plötzlich den Verkauf der Aktien von Merck, Sharp & Dohme (MSD). Hatten die Börsianer früher erfahren, was am 30. September 2004 öffentlich wurde? Die größte Rückrufaktion in der Geschichte der Medikamente begann.[48] Am Morgen des 30. September erhielt das Bundesinstitut für Arzneimittel in Bonn den kargen Hinweis, dass im Laufe des Tages eine wichtige Meldung des Pharmaunternehmens zu erwarten sei. Mehr wurde der Behörde nicht verraten. Die weltweit etwa zwei Millionen Patienten erfuhren erst am Nachmittag nach den Investorenkonferenzen, dass sie ab sofort andere Mittel als Vioxx gegen ihre oft unerträglichen Schmerzen einnehmen sollten. Merck & Co. hatten das Mittel »freiwillig vom Markt genommen«.[49] Warum, stellte sich erst im Laufe der nächsten Monate heraus. Vioxx sei seit der

Markteinführung im Jahr 1999 mit vielen Herzinfarkten in Verbindung gebracht worden. Viele seien tödlich verlaufen. Das war das Resultat einer Studie, die im Januar 2005 in der britischen Medizinzeitschrift *The Lancet* veröffentlicht wurde. In dieser Studie wurden sogar 88 000 bis 140 000 Herzinfarkte auf der Basis hochgerechneter Zahlen für möglich gehalten. Autor des Berichts war David Graham, stellvertretender Leiter einer Fachabteilung innerhalb der amerikanischen Zulassungsbehörde FDA, die sich mit Unbedenklichkeitsprüfungen von Arzneien beschäftigt. Er hatte in seiner Studie aus den Daten von Patienten in Kalifornien, die Vioxx zwischen Januar 1999 und Dezember 2001 eingenommen hatten, ein 34 Prozent höheres Risiko ermittelt, an schweren Herzkrankheiten zu erkranken. Die Zahlen hatte er auf die Vereinigten Staaten hochgerechnet. Die FDA brachte schließlich eine neue Untersuchung heraus. Darin wurden »bis zu 27 785 zum Teil tödliche Infarkte« in Verbindung mit der Einnahme von Vioxx gebracht.[50]

Am 26. Juni 2009 wird unter den Anlegern an den amerikanischen Börsenplätzen wieder gewettet, als habe es die Finanzkrise nicht gegeben. Die Börsianer setzen in erstaunlich hohem Maße auf einen Kursverlust der Merck-&-Co.-Aktie. Die Zahl sogenannter Leerverkäufe ist bei dem Pharmakonzern auf 134 Millionen Aktien gestiegen, wissen die Analysten zu berichten. Es sind Wertpapiere in Höhe von 2,546 Milliarden Euro an Anleger verliehen worden. Hedge Fonds haben sie gleich weiterverkauft oder machen mit ihnen Geschäfte bis zu einem vereinbarten Termin, zu dem sie die Aktien zurückkaufen müssen. Sie tun das in der Hoffnung, dass der Aktienwert bis dahin gesunken ist. Aus dem geringeren Kaufpreis der Aktie, den die Leerverkäufer dann bezahlen müssen, ergibt sich der Gewinn.

Grund für die Wetten, die im Zuge der weltweiten Krise in den USA für ein paar Monate verboten waren, sind Gerüchte, dass die Preise für Merck-Produkte demnächst durch eine Gesetzesinitiative der US-Regierung sinken könnten.[51]

Ähnlich wie der amerikanische Pharmakonzern Merck & Co. mit Vioxx hatte auch der deutsche Arzneimittelhersteller Merck in Darmstadt ein Medikament auf den Markt gebracht und nach einigen Jahren wieder zurückziehen müssen. Das hätte sich der Darmstädter Pharmariese vielleicht ersparen können, wenn er anders agiert hätte, als Karsten Klingelhöller noch der Chef der Wuppertaler Firma Regeneratio Pharma war.

Merkwürdige Verhandlungen bei Merck

Rückblende: Am 10. Juni 2002 erhielt der Abteilungsleiter der Merck-Sparte Business Development Dr. Rainer Kaul Post aus Wuppertal. In Vorbereitung eines Treffens auf dem Merck Firmengelände in Darmstadt bekam er alle möglichen Unterlagen zu dem »Projekt Regividerm«. Vor ihm lagen »in zweifacher Ausfertigung«:

1. Die PCT-Patentschrift WO 94/289 07 über die topische Anwendung von Corrinoiden bei entzündlichen Hauterkrankungen (das Patent wurde auf den Namen Klingelhöller eingetragen, war aber mittlerweile auf dem Wege einer Kapitalerhöhung in die Regeneratio Pharma AG eingebracht worden)
2. Veröffentlichungstexte der klinischen Studienphasen II und III
3. Firmenpräsentation der Regeneratio Pharma AG (Powerpoint-CD)
4. Textdateien »Marketing Authorisation Application«, MCA Lon-

don, über die Zulassungsberaterin Dr. Regenold GmbH, Badenweiler

5. Marktstudie der Firma PWC vom August 2001 über die Marktchancen von Regividerm in den Indikationsbereichen atopische Dermatitis und Psoriasis

Das Begleitschreiben endete mit dem Hinweis, dass sich »das Zulassungsverfahren für Regividerm inzwischen in der Endphase« befinde. Man hoffe auf ein Interesse der Merck KGaA an der Salbe. Kaul war von den Unterlagen beeindruckt und arrangierte ein Treffen, um über eine Übernahme der Produktionsrechte an der B12-Creme zu verhandeln. Der Merck-Manager war aus einem ganz persönlichen Grund an der Erfindung aus Wuppertal interessiert. Sein Sohn litt unter Neurodermitis. Und keines der gängigen Mittel hatte ihm bisher wirklich helfen können. Daher bat er Karsten Klingelhöller, ihm schon mal vorab ein paar Muster der B12-Creme zu schicken. Tatsächlich bekam der Merck-Manager von Klingelhöller einige Proben der Creme, mit denen er seinen Sohn erfolgreich behandelte. Gleichzeitig verliefen in Darmstadt die Verhandlungen zwischen dem Erfinder und den Merck-Vertretern zwar freundlich, am Ende aber unverbindlich. Monate später klingelte bei der Regeneratio in Wuppertal das Telefon. Dr. Rainer Kaul, Leiter für die Geschäftsentwicklung bei Merck, sagte ab. Die Begründung: Der Konzern habe Vitaminpräparate zurzeit nicht im Fokus und daher kein Interesse an der Produktion von Regividerm. Die Creme habe aber seinem Sohn sehr gut geholfen. Daher bat er um Zusendung der Salbe an seine Privatadresse. Diesem Wunsch kamen die Wuppertaler nach. Im März 2003 rief Merck-Manager Kaul wieder an, um für seinen Sohn um Nachschub zu bitten. Noch am selben Tag schickte ihm ein Mitarbeiter der Regeneratio weitere Probetuben der B12-Creme. In dem Begleitbrief hieß es, »wie heute mit unserem Herrn Nering besprochen, erhalten Sie anbei die Labormuster unserer Creme Regividerm«. Damit war natürlich die Hoffnung verbunden, dass die positive Erfahrung, die der Sohn des Managers mit der Creme machte, am Ende doch zu einer Zusammenarbeit führen würde. Ein knappes Jahr konnte der Merck-Manager seinem Sohn die Creme noch geben, bis das Labor in der Wuppertaler Firma das Medikament nicht mehr herstellen konnte, weil die Regeneratio Pharma AG in Konkurs ging.

Mit der Übernahme eines Unternehmens aus der Schweiz, der Serono SA, hatte sich Merck für Raptiva entschieden.

Als der Autor im Mai 2009 Dr. Rainer Kaul, der inzwischen den Merck-Konzern verlassen hatte, um ein Interview zu den Verhandlungen über die Regividerm-Creme bat, untersagte ihm sein ehemaliger Arbeitgeber, sich zu firmeninternen Angelegenheiten zu äußern. Stattdessen formulierte der Konzern für seinen Exmitarbeiter folgende knappe Erklärung: »Aufgrund der Fokussierung von Merck auf bestimmte Therapiegebiete war der Bereich Dermatologie kein strategischer Schwerpunkt von Merck mehr. Daher hatte sich Merck auch von seinem bestehenden Dermatologiegeschäft getrennt. Aus diesem Grunde wurde seinerzeit das Angebot bzgl. Regividerm abgelehnt.«

Auf die Tatsache, dass mit Raptiva das Dermatologiegeschäft wieder aufgenommen worden war, wollte der Konzern nicht weiter eingehen.[52]

Am 23. Juni 2009 traf sich der Autor mit Dr. Rainer Kaul zum Interview. Der erinnert sich gut an die weiße Tube mit der rosa Masse: »Wir haben das seinerzeit bei Merck, glaube ich, ganz genau geprüft. Es war so, dass dieses Thema mich auch privat interessierte, weil unser Sohn Neurodermitis hat. Und da es zu diesem Zeitpunkt auch einige Proben und Muster gab, die auf dem Tisch lagen, habe ich darum gebeten, ob ich das privat ausprobieren dürfte. Wir haben sie tatsächlich dann zu Hause ausprobiert.«

Sein Sohn ist inzwischen 19 Jahre alt und hat immer noch Neurodermitis an Armen, Beinen und Händen. Er ist bei dem Gespräch mit seinem Vater dabei und erzählt, wie er damals statt eines Kortisonmittels die B12-Salbe verwendet hat:

»Ich habe Regividerm knapp ein Jahr benutzt, mit eigentlich sehr gutem Erfolg. Ich habe die Kortisoncreme abgesetzt damals, weil es mit der Regividerm-Creme sehr gut ging. Ich habe aus der Zeit sogar noch eine ganz kleine Menge aufbewahrt, für den Fall, dass es mal ganz schlimm kommt. Ich wäre sehr froh, wenn ich sie wieder bekommen könnte.«

Sein Vater bestätigt: »Er hat sich damit wohlgefühlt. Hat sie selber auch entsprechend angewandt. Sehr sparsam, weil sie eben auch kostbar war. Also, es ist wirklich gut angekommen, so gut, dass ich tatsächlich dann auch noch mal unabhängig von meiner Funktion im Lizenzgeschäft Kontakt zu dem Unternehmen aufgenommen und gefragt habe, ob es noch mal die Möglichkeit für Muster gäbe.«

Auf die Frage, warum Merck die Creme nicht produziert habe, wenn er privat doch so gute Erfahrungen damit gemacht habe, antwortet er: »Selbst wenn ich als Entwicklungschef von der Creme überzeugt bin und für die Produktion plädiere, habe ich keine Chance, es im Unternehmen durchzusetzen, wenn die Konzernstrategie auf ein anderes Medikament setzt.«

Zwei Experten von Pharmakonzernen, der medizinische Direktor von Whitehall Much und der Entwicklungschef von Merck, hatten sich nicht nur positiv zu Regividerm geäußert, sondern ihren Konzernen sogar die Produktion der Creme empfohlen. Beide hatten sich nicht durchsetzen können. In beiden Fällen passte die Creme nicht in die Marktstrategien.

Fragwürdige Medikamente

»Krebszellendünger« für Diabetiker?

Am Donnerstag, den 25. Juni 2009, reagierten die Investmentbanker und Börsianer an den Handelsplätzen für Wertpapiere auf ein Gerücht, dass ein gängiges Insulinpräparat mit der Bezeichnung »Lantus« möglicherweise gefährliche Nebenwirkungen habe. Noch am selben Tag sank der Aktienkurs des Herstellers Sanofi-Aventis um fünf Prozent. Am Tag darauf stürzte die Aktie des französischen Pharmakonzerns, der mit zwölf Milliarden Euro Jahresumsatz als Marktführer in Europa gilt, um weitere acht Prozent ab. In den folgenden Tagen war von »Sicherheitsbedenken gegenüber einem der umsatzstärksten Medikamente des Unternehmens« die Rede. Plötzlich stand der Diabetes-Wirkstoff Glargin unter Verdacht, das Krebsrisiko zu erhöhen. Sanofi-Aventis verkaufte den Wirkstoff unter dem Namen Lantus allein in Deutschland in den letzten Jahren mit mehr als 72 Millionen Tagesdosen häufiger als jedes andere Medikament für Diabetiker.

Mehr als 6,5 Millionen Menschen in Deutschland haben Diabetes des Typs II und sind auf die Zufuhr von Insulin angewiesen. Denn ihre Zellen reagieren nicht auf das körpereigene Hormon Insulin, das für die Aufnahme von Zucker in die Zellen verantwortlich ist. Bis Anfang der 80er-Jahre wurde es aus den Bauchspeicheldrüsen von Schweinen und Rindern gewonnen. Inzwischen steht auch gentechnisch erzeugtes Insulin, sogenanntes Humaninsulin, zu Verfügung. Und seit 1996 gibt es die sogenannten Insulin-Analoga, deren Moleküle noch einmal verändert wurden, um die Wirkung zu beschleunigen. Zu diesem Typ von Insulinen gehört Lantus, das auf verschiedenen Wegen auf den Stoffwechsel des Körpers einwirkt. Weil es außerdem das Wachstum der Zellen fördert, befürchteten Wissenschaftler schon früh auch eine mögliche Förderung des Wachstums von Krebszellen.

Dass der Wirkstoff Glargin in Lantus möglicherweise in Zusammenhang mit Krebs stünde, darauf wiesen Studien hin, an denen 300 000 Patienten aus Schweden, Schottland, Wales und Deutschland beteiligt waren. Umgerechnet auf 1000 Patienten ermittelten sie bis zu 13 Krebsfälle, die bei Diabetikern, die mit den Humaninsulinen behandelt wurden, nicht auftraten.[53] »Diskussionen darüber, dass Glargin womöglich das Krebswachstum stimulieren könnte, gibt es seit Jahren«, sagte der Diabetologe Martin Reinke, Chef der Inneren Medizin an der Universität München. Als Sanofi im Jahr 2000 das Medikament auf den Markt brachte, veröffentlichte das Konkurrenzunternehmen Novo Nordisk eine Untersuchung, nach deren Ergebnis der Lantus-Wirkstoff in der Lage sei, das Wachstum von Krebszellen zu fördern. Peter Kurtzhals, seinerzeit Leiter der Diabetesforschung bei Novo Nordisk und Autor der Studie, folgerte: »Die Vorteile der Analoginsuline dürfen nicht auf Kosten der Sicherheit erkauft werden.«[54] Ein Insulin-Hersteller pochte auf Sicherheit, allerdings in dem Moment, wo das Produkt der Konkurrenzfirma dem eigenen Insulinpräparat den Rang abzulaufen drohte. Außerdem wurde bereits im Jahr 2006 in einem Gutachten des Instituts für Qualität und Wirtschaftlichkeit im Gesundheitswesen, IQWiG, einer unabhängigen staatlichen Einrichtung, bezweifelt, dass die zwischen 35 und 60 Prozent teureren Analoginsuline wie Lantus den konventionellen Humaninsulinen überlegen seien. Aber Lantus wurde bei Ärzten und Patienten zunehmend beliebter, weil das Mittel den Diabetikern mehr Freiheit zu bringen schien. Die Werbung versprach ihnen, zu jeder Zeit und sehr spontan alles essen zu dürfen, solange sie das Analoginsulin spritzten. Die lästigen Zeitabstände zwischen der Injektion und den Mahlzeiten, die beim Humaninsulin eingehalten werden müssen, könnten mithilfe von Lantus vernachlässigt werden, machten die Produzenten geltend. Als das Institut für Qualität und Wirtschaftlichkeit im Gesundheitswesen (IQWiG) darauf aufmerksam machte, dass diese Vorteile überhaupt nicht bewiesen seien und auch der hinfällige Spritz-Ess-Abstand »nichts als Legende sei«, rollte eine Welle des Protests über das Institut. Die Auseinandersetzung zog sich über Jahre hin. Zwischen dem damaligen Sanofi-Vorstandschef Heinz-Werner Meier und Peter Sawicki vom IQWiG entstand ein Briefwechsel, über dessen Inhalt auch die Bundesregierung informiert wurde.[55]

Der Deutsche Diabetiker-Bund, Sprachrohr der Zuckerkranken in Deutschland, empfahl Lantus nach wie vor als ideales Einstiegsinsulin für Diabetiker des Typs II. Als im Jahr 2004 im ARD-Fernsehen über den Krebsverdacht berichtet wurde, beschwerten sich der Vorsitzende des Deutschen Diabetiker-Bundes Volker Krempel und der Verleger der Zeitschrift Diabetiker-Journal, Manuel Ickrath, gemeinsam beim ARD-Programmdirektor. Die Patienten seien verunsichert und fragten sich, »ob sie denn nun Krebs bekommen würden, da sie seit Jahren Insulinanaloga spritzen. Es ist unerträglich«, schrieben sie in einem Brief an Günter Struve und behaupteten, »dass es keinerlei Studien weltweit gibt, die den Verdacht aufkommen lassen, dass die künstlich hergestellten Insuline die Entstehung von Krebs begünstigen«.[56] Dem Medikament war nicht vorgeworfen worden, Krebs entstehen zu lassen. Die Diskussion hatte sich immer um die Wachstumsförderung der Krebszellen gedreht.

Lantus wurde für den Hersteller Sanofi-Aventis zu einem Bestseller. Von seinem Produktionsstandort Frankfurt aus wurde es in 100 Länder verkauft. Allein im Jahr 2005 erwirtschaftete es einen Umsatz von 1,2 Milliarden Euro. 2008 waren es bereits 2,4 Milliarden und im Jahr 2009 an die drei Milliarden Euro. 2012 sollten es nach konzerneigenen Berechnungen 4,9 Milliarden Euro Umsatz werden. Dann aber kam der Kurseinbruch der Sanofi-Aventis-Aktie vom 25. und 26. Juni 2009. Lantus stand plötzlich erneut in der Kritik. Zwischenzeitlich hatten sich durch die Ergebnisse weiterer Studien die Hinweise auf komplexe Nebenwirkungen erhärtet. Eine Studie hatte das Bundesinstitut für Arzneimittel und Medizinprodukte (BfArM) gemeinsam mit dem Deutschen Krebsforschungszentrum (DKFZ) in Heidelberg durchgeführt. Sie bescheinigte dem Medikament, dass es zwar keinen Krebs auslöse, auf bestehende Krebszellen jedoch wie ein Dünger wirke. »Die zellwachstumsfördernde Wirkung des Insulins Glargin ist ein Grund zur Beunruhigung«, sagt Ashish Shukla, Autor der Untersuchung, und fasst zusammen, dass »die Behandlung mit dem Insulin Glargin ein Risiko für Brustkrebspatientinnen und für Frauen mit bisher nicht entdeckten Tumoren oder Tumorvorstufen« sei.[57]

Am 29. Juli 2009 informierte das Bundesinstitut für Arzneimittel und Medizinprodukte (BfArM) über die Veröffentlichung von insgesamt vier Studien »zur Tumorinzidenz und Mortalität von Humaninsulin und Insulinanaloga. In diesen Studien wurde untersucht, ob bei Patienten, die eines der in Deutschland verfügbaren Insulinanaloga (Glargin, Lispro oder Aspart) anwenden, häufiger eine Tumorerkrankung festgestellt wird als bei Anwendung von Humaninsulin.«[58] In einer der Studien waren »Verordnungszahlen und Diagnosedaten von 127 000 Versicherten der AOK in Deutschland ausgewertet worden.«[59]

»Das ist wirklich nicht gut, was wir da herausgefunden haben«, resümierte Peter Sawicki. Der Chef des Kölner Instituts IQWiG, das mit der Untersuchung beauftragt worden war, hatte sich ja schon früher mit Lantus beschäftigt und bezweifelt, dass es dem Humaninsulin überlegen sei. Im Vergleich zwischen Humaninsulinen und Analoga sei bei gleicher Behandlungsdosis ein höheres Krebsrisiko bei den Patienten festgestellt worden, die sich mit den Analoga gespritzt hatten. Der Unterschied steige mit der Dosis. Bei zehn Einheiten pro Tag sei das Krebsrisiko für Lantus-Patienten knapp zehn Prozent höher. Bei einem Tagesbedarf von 30 Einheiten erhöhe sich das Risiko auf 20 Prozent, bei 50 auf über 30 Prozent. Hochgerechnet könne dies 3 500 zusätzliche Krebskranke pro Jahr bedeuten, allein in Deutschland, so die Schlussfolgerungen aus den statistischen Berechnungen des IQWiG.[60]

Sollten die Behörden sich den kritischen Studien anschließen und das Medikament vom Markt nehmen, drohte dem Hersteller ein herber ökonomischer Verlust. Der Blockbuster Lantus war für Sanofi-Aventis nicht nur eines der umsatzstärksten Produkte, sondern ein Medikament von konzernstrategischer Bedeutung. Es sollte mit Milliardenumsätzen das Wachstum des Konzerns garantieren, wenn andere Schlüsselprodukte wie etwa die Blutverdünner »Plavix« und »Lovenox« sowie das Krebsmittel »Eloxatin« ihren Patentschutz verlieren und durch Nachahmerprodukte, die sogenannten Generika, neue Konkurrenz bekommen würden. Mit dem noch längere Zeit patentgeschützten Lantus sollten auch in Zukunft solche Zahlen erreicht werden, wie sie der viertgrößte Pharmakonzern der Welt im Juli 2009 veröffentlichte. Mitten in der weltweiten Finanz- und Wirtschaftskrise war der Nettogewinn von Sanofi-Aventis um über 29 Prozent auf 2,3 Milliarden Euro gestiegen. Der Umsatz erhöhte sich um 11,2 Prozent auf 7,48 Milliarden Euro.[61] Wenn die Behörden Lantus die Zulassung entziehen würden, wäre das ein sachwerer Schlag.

Der Konzern ging in die Offensive. Am 29. Juni 2009 trafen sich in der Konzernzentrale in Paris 14 Fachärzte, allesamt Professoren der Fachbereiche Epidemiologie, Diabetologie und Onkologie aus Deutschland, Italien, Kanada und den USA. Sanofi-Aventis hatte sie eingeladen, um die kritischen Daten in den jüngsten Veröffentlichungen zu beurteilen und »das Unternehmen wissenschaftlich zu beraten«.[62] Schon ein paar Tage später kamen sie zu einem Ergebnis. In einer offiziellen Mitteilung erklärten sie die Studien zur Krebsgefahr bei Lantus als nicht schlüssig. Daher sei »keine Änderung der therapeutischen Empfehlungen gerechtfertigt«.[63] Was folgte, war die Liste der 14 Wissenschaftler mit Namen und Universitätszugehörigkeit. Wären der Erklärung auch die sogenannten »Disclosure Informations«, zu deutsch: »Offenlegungsinformationen«, beigefügt worden, hätte man erfahren, dass bis auf einen einzigen alle anderen Professoren schon in der Vergangenheit für den Konzern tätig gewesen waren. In den Offenlegungsinformationen zu den Professoren sind alle großen Pharmakonzerne der Welt genannt, an die die Wissenschaftler durch Aktienpakete, Beraterverträge oder als Gutachter gebunden sind.[64] Mit Unterstützung der 14 Professoren und ihrer Pariser Erklärung machte das Unternehmen danach in einer Kampagne geltend, dass die neuen Studien allesamt nicht aussagekräftig seien. »Gestützt auf umfangreiche klinische Studien mit mehr als 70 000 Patienten und 24 Millionen Patientenjahre Behandlungserfahrung, hält Sanofi-Aventis Lantus weiterhin für sicher«, erklärte Jean-Pierre Lehner, der im Unternehmen für die Medikamentensicherheit zuständig ist.[65] Dagegen vertrat das Institut für Qualität und Wirtschaftlichkeit im Gesundheitswesen, IQWiG, die Auffassung, Sanofi sei »dem Verdacht, Lantus könne das Wachstum von Krebszellen fördern, niemals ernsthaft nachgegangen«. Was folgte, war ein Schlagabtausch zwischen Befürwortern und Kritikern, Konzern und Institut. So erklärte Gerhard Ehninger, Direktor der Medizinischen Klinik und Poliklinik I des Universitätsklinikums in Dresden und Vorsitzender der Deutschen Gesellschaft für Hämatologie und Onkologie am 15. Juli 2009, Lantus sei »sicher« und die

Patienten sollten »unbedingt dabei bleiben«. Die jetzt bekannt gewordenen Studien beruhten allesamt auf »frisierten« Daten, und der Leiter des IQWiG habe sich »übler Taschenspielertricks« bedient, um das Medikament gezielt zu diskreditieren. »Gerhard Ehninger verharmlost Studienergebnisse zu Lantus und scheint dabei auch Schaden der Patienten in Kauf zu nehmen«, konterte das IQWiG und fügte hinzu, »dass betroffene Patientinnen und Patienten aufgrund der aktuell verbreiteten Fehlinformationen unnötige Risiken eingehen«. Sie bräuchten das in Verdacht geratene Lantus gar nicht verwenden, weil sie »ihren Diabetes genauso gut mit dem sicheren Humaninsulin behandeln könnten«.[66]

Einen Tag später, am 23. Juli 2009, verbreiteten die Nachrichtenagenturen eine Meldung aus London, mit der keiner der Beteiligten gerechnet hatte. Eine Erklärung der europäischen Gesundheitsbehörde EMEA, über die Sanofi-Aventis nur jubeln konnte. Die EU-Gesundheitsbehörde, so die Nachrichtenagentur, habe Zweifel an der Stichhaltigkeit kritischer Studien zum Diabetes-Medikament Lantus von Sanofi-Aventis geäußert. Ihre Experten gingen davon aus, dass die vorliegenden Daten keinen Beleg für Krebsgefährdungen enthielten, habe die Behörde am Donnerstag erklärt. Änderungen an der Verschreibungspraxis seien daher nicht erforderlich. Zugleich habe die EMEA den französischen Pharmahersteller zu weiteren Studien aufgefordert, die der Konzern sogleich zugesagt habe. Wer aber die Erklärung der EMEA vom selben Tag aufmerksam gelesen hatte, stellte fest, dass die Behörde lediglich wegen der mangelnden Vergleichbarkeit aufgrund unterschiedlicher Studienmethoden nicht in der Lage gewesen war, einen Zusammenhang zwischen dem Wirkstoff von Lantus, dem Insulin Glargin und Krebs zu bestätigen oder auszuschließen.[67] Im Übrigen forderte die Behörde den Lantus-Hersteller auf, eine Strategie für neue Forschungen zu entwickeln und mit unabhängigen Forschungsinstituten zu kooperieren.[68] Sanofi-Aventis reagierte noch am selben Tag mit der Behauptung, die Europäische Zulassungsbehörde habe eine Erklärung »zur Unbedenklichkeit von Lantus« herausgegeben.[69] Die EMEA-Mitteilung sei »eine wichtige und beruhigende Information für Patienten, die mit dem Insulin Glargin behandelt werden. Die klinische Anwendung des Insulins Glargin könne unverändert fortgesetzt werden«, sagte Dr. Jean-Pierre Lehner, Chief Medical Officer von Sanofi-Aventis. Die US-Zulassungsbehörde FDA hatte freilich bereits im Januar 2009 eine Erklärung zu den Gefahren von Lantus veröffentlicht. Zwar solle eine Absetzung des Medikaments nicht ohne Beratung eines Arztes geschehen, hieß es da. Im Übrigen aber sei die FDA zurzeit damit beschäftigt, viele Daten, einschließlich der neuesten Studien, zu untersuchen, um »ein mögliches Krebsrisiko bei der Nutzung von Lantus besser bewerten zu können«.[70] Schließlich forderte die Europäische Gesellschaft für Diabetesforschung von dem Unternehmen, die Patientendaten zur Verfügung zu stellen, um das Krebsrisiko genauer prüfen zu können.[71]

Zwischen den Stühlen

Am 28. August 2009 sitzt Professor Peter Sawicki in seinem Büro in der fünften Etage eines ehemaligen Industriegebäudes im Kölner Stadtteil Kalk. An der Wand hinter dem runden Besprechungstisch, an dem er seinen Besucher zu einem Interview erwartet, hängt ein großes Ölgemälde. Das hochformatige Bild zeigt den Berliner Ernst-Reuter-Platz bei Nacht. Ein Abschiedsgeschenk seiner Kollegen, als er seinen alten Arbeitsplatz als Chefarzt verließ, um die Leitung des Instituts für Qualität und Wirtschaftlichkeit im Gesundheitswesen (IQWiG) zu übernehmen. Berlin ist auch die Stadt, von der aus seine Arbeit besonders aufmerksam beobachtet wird. Seit dem Jahr 2004 untersucht das Institut Wirkung, Nutzen und Schaden medizinischer Produkte und Leistungen. Gegründet wurde es im Rahmen der letzten Gesundheitsreform. Finanziert wird das IQWiG aus Mitteln der gesetzlichen Krankenversicherungen. Arbeitsaufträge erhält das Institut vom »Gemeinsamen Bundesausschuss« in Berlin, dem obersten Beschlussgremium in der Selbstverwaltung der Ärzte, Krankenhäuser und Krankenkassen. Wenn der Gemeinsame Bundesausschuss zum Beispiel darüber entscheidet, welche Medikamente in der medizinischen Versorgung für die 70 Millionen Versicherten von den gesetzlichen Krankenversicherungen erstattet werden, dann hat das IQWiG diese Arzneimittel zuvor beurteilt. Einige Politiker in Berlin scheinen jedoch die Arbeit des Instituts nur bedingt zu schätzen. Professor Peter Sawicki erzählt von den Politikern in Parlament und Regierung, die ihn immer wieder bitten, doch kompromissbereiter zu sein.

»Genau darum bat mich neulich noch ein Bundestagsabgeordneter«, erinnert sich Professor Sawicki. »Ständig würden sich Vertreter der Pharmabranche bei ihm beschweren, weil ich mal wieder ein Medikament negativ bewertet habe. Ob ich nicht ein wenig entgegenkommender sein könne. Ich habe ihn gefragt: Was soll ich machen? Die Ergebnisse von Studien beschönigen? Nein, das meine er nicht. Was dann? Soll ich sagen, dass wir zwar eine Häufung von Krebsfällen bei der Anwendung eines Medikaments festgestellt haben, aber im Grunde gar nicht daran glauben, dass das stimmt? Oder soll ich Untersuchungen erst gar nicht veröffentlichen? Was soll ich machen, wenn ich als Wissenschaftler ein Ergebnis habe?«

Über seinen Ruf in den Vorstandsetagen der pharmazeutischen Industrie macht sich der 53-jährige Facharzt für Diabetologie keine Illusionen.

»Sie mögen mich nicht. Die Pharmahersteller haben ein prinzipielles Problem: Sie gehen einen ethisch bedenklichen Weg. Sie erklären ein Medikament zum Fortschritt, sobald die Wirksamkeit nachgewiesen worden ist. Aber ist damit schon der Nutzen belegt? Was ist mit dem Schaden, den das Medikament möglicherweise anrichten kann? Genau das ist das Problem bei Lantus.«[72]

Ob die zuckerkranken Patienten das Medikament Lantus auch in Zukunft spritzen, bleibt ihnen also bis auf Weiteres selbst überlassen.

Lantus ist ein Beispiel für das Dickicht im Pharmabetrieb und für das kaum durchschaubare Kräftezerren zwischen Behörden und Unternehmen. Sobald eine Wirksamkeit vorhanden zu sein scheint, setzen die Hersteller auf den Verkauf. Die eigentliche Prämisse, ein Medikament erst dann auf den Markt zu bringen, wenn alle Zweifel ausgeräumt sind, scheint nicht zu existieren. Erst in der Auseinandersetzung mit kritischen und unabhängigen Einrichtungen wird dieser Grundsatz in Erinnerung gerufen. Dann aber werden die Methoden der Prüfungen und Studien zum eigentlichen Streitpunkt. Auf der Strecke bleibt das Streben nach Erkenntnissen zum Nutzen der Patienten.

Suizid als Nebenwirkung?

Seinen ehemaligen Wirkungskreis betrachtet John Virapen, der in Schweden Geschäftsführer des Pharmakonzerns Eli Lilly war, heute mehr als skeptisch: »Sie verkaufen Ihnen gefährliche Medikamente, um Geld zu machen. Nichts anderes. Falls Sie denken, dass die Pharmaindustrie Medikamente auf den Markt bringt, um den Patienten zu helfen, vergessen Sie es«, sagt der ehemalige Manager, der an der Markteinführung mehrerer Medikamente beteiligt war – auch solcher mit massiven Nebenwirkungen.[73]

Und auch Professor Wolf-Dieter Ludwig, Vorsitzender der Arzneimittelkommission der Deutschen Ärzteschaft, findet deutliche Worte: »Der auch in der Öffentlichkeit immer noch vorherrschende Irrglaube, ein Arzneimittel, das zugelassen ist, ist sicher, ist eindeutig nicht richtig.«

»Meine Frau könnte noch leben, wenn Pfizer rechtzeitig informiert hätte über die Risiken des Medikaments, das meine Frau eingenommen hatte«, behauptet Lothar Schröder, Mathematiker aus Köln. Seine Frau beging Selbstmord.[74]

Als Monika Kranz, die Ehefrau von Lothar Schröder, 2005 kurz vor ihrem 50. Geburtstag ihren Arbeitsplatz verlor, wurde ihr ein Medikament verschrieben, das ihre Stimmung aufhellen sollte. Täglich nahm sie eine halbe Tablette des Antidepressivums. Doch statt einer Besserung beobachtete ihr Mann eine zunehmende Verschlimmerung ihres Zustandes. »Sie war verschlossen und nachts furchtbar unruhig. Sie hatte Schweißausbrüche und auch am Tage so eine innere Unruhe«, beschreibt Lothar Schröder seine Frau. Nach einigen Wochen setzte sie das Medikament ab. Ohne das Psychopharmakum schien es ihr besser zu gehen. Um aber einen Rückfall zu vermeiden, hatte ihr die behandelnde Ärztin geraten, es mit dem Mittel noch einmal zu versuchen. Aber die Symptome traten wieder auf. Sie verstärkten sich so sehr, dass Monika Kranz das Medikament nach zwei Wochen erneut absetzte. Nur 48 Stunden später war sie tot. Ohne ihrem Mann und der Tochter einen Abschiedsbrief zu hinterlassen, hatte sie Selbstmord begangen. Ihr Mann ahnte bis zu diesem Zeitpunkt nicht, dass die Antriebsschwäche und die Unruhe seiner Frau möglicherweise etwas mit dem Medikament zu tun haben könnten.

Das Antidepressivum hieß »Zoloft«, ein Produkt des Arzneimittelherstellers Pfizer. Die Wirkungsweise bestand darin, das körpereigene Serotonin, verantwortlich für den Gehirnstoffwechsel, aber auch für die Abläufe beim Schlaf, länger an seinem Wirkungsort, der Synapse, zu belassen, bevor es von den Nervenzellen aufgenommen wird. Ein Mangel an Serotonin im Gehirn könne, so die Annahme, verantwortlich für depressive Stimmungen sein. Bei der Patientin Monika Kranz sollte Zoloft dafür sorgen, dass ihr Serotonin länger und in höheren Dosen im Gehirn verbleibt und bestimmte Hirnfunktionen aktiviert, die eine antriebssteigernde, angstlösende und antidepressive Wirkung auslösen. Von besonderen Nebenwirkungen wusste die Patientin nichts.

»Eine Nebenwirkung, die uns in der Arzneimittelkommission besonders große Probleme und Sorgen bereitet hat, ist eine zwar seltene, aber dafür sehr gravierende. Die Erzeugung oder Verstärkung von Selbstmordtendenzen. Das kann tödlich ausgehen«, sagt Professor Bruno Müller-Oerlinghausen, Mitglied der Arzneimittelkommission der deutschen Ärzteschaft. »Suizidalität kann offenbar auch eine chemisch-biologische Ursache im Gehirn haben«, so der Mediziner. Ausgelöst durch die Inhaltsstoffe eines Medikamentes könne die »Aggressivität gegen das eigene Ich« zumindest zeitweise extrem gesteigert werden.

Waren die Suizid-Gedanken der Patientin, als sie sich am 21. April 2005, nur 200 Meter von ihrem Haus entfernt, von einem Güterzug überfahren ließ, Nebenwirkungen eines Medikaments? Auf dem Beipackzettel zu dem Präparat Zoloft gab es zu diesem Zeitpunkt keine Hinweise auf suizidale Gefährdungen.

Etwa anderthalb Jahre zuvor, am 25. September 2003, wollte Marc Rimbert in Albuquerque, einer Stadt im amerikanischen New Mexico, seine Eltern besuchen. Als er das Haus betrat, fand er seinen Vater zusammengesackt am Küchentisch sitzend. Er hatte sich erschossen. Im Schlafzimmer auf dem Boden vor dem Bett lag seine Mutter, ebenfalls erschossen. Auch der Hund war erschossen worden.

Die ermittelnden Polizisten fanden schnell heraus, dass der Vater von Marc Rimbert Amok gelaufen war, gegen seine Frau, den Hund, schließlich gegen sich selbst. Nie zuvor in seinem Leben war der mehrfache Großvater auffällig gewesen, etwa als gewalttätiger oder aufbrausender, als jähzorniger oder herrschsüchtiger Mann. Seit einigen Wochen hatte Rimbert sein Rentnerdasein bedrückt. An den neuen Lebensabschnitt hatte er sich noch nicht gewöhnt. Lethargie und Traurigkeit bestimmten seinen Zustand. Ein Arzt hatte ihm daher zur Stimmungsaufhellung ein Antidepressivum verschrieben. Als der Sohn seinen Vater tot auffand, stand die Medikamentenbox noch auf dem Küchentisch. »Prozac« hieß das Mittel des Herstellers Lilly, das in den USA das bekannteste und am meisten verbreitete Medikament gegen Depressionen ist. Prozac und Zoloft gehören zur gleichen Medikamentengruppe, den »selektiven Serotonin-Wiederaufnahmehemmern«, im Englischen mit dem Kürzel SSRI bezeichnet.

Schon im September 2004 konnte man im Deutschen Ärzteblatt nachlesen, dass bei den SSRI-Medikamenten »ein Risiko suizidaler Handlungen grundsätzlich und unabhängig vom Alter angenommen werden muss«. Mit der Einnahme des Medikaments könnten »psychomotorische Erregungssymptome wie Unruhe, Angst, Schlaflosigkeit, verstärkte Reizbarkeit, Aggressivität oder Ich-fremde dranghafte Suizidideen« entstehen. In Louisville, im US-amerikanischen Bundesstaat Kentucky, hatte 1989 Joseph Wesbecker mit einer Kalaschnikow AK47 acht Menschen erschossen und zwölf weitere verletzt, bevor er sich selbst umbrachte. Wesbecker litt an Depressionen und nahm seit vier Wochen das Lilly-Antidepressivum Prozac. Ob nun die Tat durch das Medikament begünstigt oder ausgelöst worden war, war schon damals Gegenstand eines Gerichtsprozesses, den einige Angehörige der Opfer gegen das Pharmaunternehmen Lilly führten.

16 Jahre nach dem Amoklauf, im Januar 2005, berichtete das Fachblatt *British Medical Journal* (BMJ) über ein ganzes Dokumentenbündel, das der Zeitschrift zugespielt worden war, und gab es weiter an die amerikanische Zulassungsbehörde. Die Konzernunterlagen stammten aus dem Jahr 1988 und trugen den Titel »Activation and Sedation in Fluoxetine Clinical Trials«. Sie belegten, dass schon während der klinischen Tests bei 38 Prozent aller Patienten, die mit dem Wirkstoff Fluoxetin behandelt wurden, bisher unbekannte »neue Aktivitäten« festgestellt worden seien.[75] Fluoxetin ist der entscheidende Wirkstoff des Lilly-Medikaments Prozac. In einem Videofilm, der im Besitz der FDA ist, beschrieben Prozac-Patienten und ihre Angehörigen die Wirkung des Medikaments: »Ich versuchte vor meinen fünf Kindern Selbstmord zu begehen. Ich wusste nicht, was ich tat. Ich erinnere mich nicht genau, was passierte. Alles, was ich weiß, ist, dass mein Mann mir die Waffe wegnahm und meine Kinder aus dem anderen Raum zusahen.«

»Nachdem meine Frau 21 Tage Prozac genommen hatte, erschoss sie unsere beiden Jungen. Dann richtete sie die Waffe gegen sich und schoss zweimal.«

»Meine Schwester hätte sich nie, niemals vor ihrer kleinen Tochter umgebracht. Sie hätte es nie getan. Erst Prozac brachte sie dazu, es zu tun.«[76]

Die Zulassungsbehörde in den USA warnte mehrfach vor einer Steigerung der Selbstmordrate unter Einfluss des Prozac-Wirkstoffs.[77] Die Warnungen zeigten auch, dass es sich nicht um eine substanzspezifische Nebenwirkung handeln könnte, sondern um eine Gruppennebenwirkung, die alle Serotonin-Wiederaufnahmehemmer beträfe und damit auch das Sertralin, den Wirkstoff des Pfizer-Medikaments Zoloft.

Als Monika Kranz 2005 das Antidepressivum Zoloft einnahm, war auf dem Beipackzettel von solchen Nebenwirkungen nichts zu lesen, obwohl die Zulassungsbehörde in den USA alle Hersteller von SSRI-Medikamenten aufgefordert hatte, auf ein erhöhtes Suizidrisiko zumindest bei Kindern und Jugendlichen hinzuweisen.

Nach dem Selbstmord seiner Frau erstattete Lothar Schröder Anzeige gegen den Zoloft-Hersteller Pfizer wegen Verstoßes gegen das Arzneimittelgesetz. Im März 2006 aber lehnte die Staatsanwaltschaft Karlsruhe die Eröffnung des Ermittlungsverfahrens ab. Sie stützte damit die Position des Konzerns, der behauptet hatte, dass die Gefahr eines Selbstmordrisikos bei »älteren Erwachsenen« über 25 Jahren wissenschaftlich nicht nachweisbar sei. Im Übrigen seien die Informationen auf dem Zoloft-Beipackzettel immer nach den »aktuellen medizinischen Erkenntnissen aktualisiert« worden.

Im Laufe des Jahres 2004 wurden auch in Brüssel »Hinweise auf mögliche Sicherheitsbedenken zu den SSRI- und SNRI-Arzneimitteln bekannt«.[78] Daraufhin bat die Kommission der Europäischen Zulassungsbehörde in London (EMEA), »die Sicherheitsbedenken näher zu prüfen«.

Am 19. August 2005 entschied die Europäische Union, dass die Pharmaunternehmen auf die besonderen Nebenwirkungen bei Medikamenten mit dem Wirkstoff Sertralin, also der Substanz, die in Zoloft steckt, hinzuweisen haben. Bis heute findet sich der Beschluss allerdings in keiner der gängigen Veröffentlichungen, auch nicht im Amtsblatt der Europäischen Union, in dem alle Entscheidungen der Kommission veröffentlicht werden.

Nach der erfolglosen Beschwerde gegen die staatsanwaltschaftliche Entscheidung beantragte Lothar Schröder, der Ehemann der betroffenen Patientin, beim Bundesinstitut für Arzneimittel und Medizinprodukte Einsicht in die Akten des Zulassungsverfahrens aus dem Jahr 1996. Anfang Juni 2009 erhielt er dazu die Erlaubnis.

Im Archiv der Zulassungsbehörde

Am 8. Juni 2009 saß Lothar Schröder im Bundesinstitut in Bonn vor einem Aktenberg, den ihm die Archivare der Zulassungsbehörde zusammengestellt hatten. Vor ihm stapelten sich Dokumente aus den Jahren, in denen Zoloft zugelassen worden war, darunter Gutachten und Statistiken zu dem Antidepressivum, von dem Schröder glaubt, dass es seine Frau getötet hat. Der Witwer war nicht allein gekommen. Weil er sich nicht sicher sein konnte, ob er die vielen Fachausdrücke in den Unterlagen überhaupt verstehen und in der Lage sein würde, die entscheidenden Dokumente zu erkennen und zu bewerten, hatte er sich von einem Fachmann begleiten lassen, dem Facharzt für klinische Pharmakologie und Toxikologie und Mitglied der Arzneimittelkommission der deutschen Ärzteschaft Professor Bruno Müller-Oerlinghausen aus Berlin. Der blätterte durch die Akten und wurde schnell fündig. Was er entdeckte, überraschte ihn sehr: Dutzende Hinweise »unerwünschter Arzneimittelwirkungen«, fein säuberlich geordnet und abgeheftet, Schreiben der Aufsichtsbehörde an den Hersteller Pfizer mit der Bitte um Stellungnahme zu den entdeckten Nebenwirkungen, Antwortschreiben aus der Pfizer-Niederlassung in Karlsruhe mit beschwichtigenden Kommentaren, schließlich Auszüge aus klinischen Studien mit Zahlen von Patienten, die während der Behandlung mit Zoloft Selbstmordversuche begangen hatten. Müller-Oerlinghausen zog aus einem der Ordner ein paar Zahlenreihen, die für einen Laien nicht sehr informativ wirkten, für den promovierten Mathematiker Schröder aber schon auf den ersten Blick auffällig waren. In mehreren Studien war die Selbstmordrate bei den mit Zoloft behandelten Patienten, verglichen mit der Kontrollgruppe, »signifikant« hoch. Ein Indiz für die gefährliche Nebenwirkung des getesteten Wirkstoffs. Dann aber verschlug es den beiden die Sprache. In dem Gutachten, das dem Bundesinstitut für Arzneimittel und Medizinprodukte zur Beurteilung der Pfizer-Studien von einem unabhängigen Wissenschaftler vorgelegt worden war, standen vergleichbare Formulierungen wie in den Konzernstudien selbst. Die Sätze in der Expertise machten auf die beiden den Eindruck, als seien sie wie Textbausteine aus den Veröffentlichungen des Konzerns selbst genommen und in die angeblich neutralen Gutachten zur Vorlage beim Bundesinstitut übertragen worden. Ein Kausalzusammenhang zwischen den Suizidfällen und der Einnahme von Zoloft sei unwahrscheinlich, war da zu lesen. Die Ursache der Selbstmordversuche sei vielmehr auf die Grunderkrankung zurückzuführen. Am Ende hieß es, dass es keinen Anlass gebe, die Produktinformationen zu ändern.

Der Autor des Gutachtens aus dem Jahr 1995 war Professor Hans-Jürgen Möller, Wissenschaftler an der Universität München. Im entscheidenden Kapitel des Gutachtens mit den Ziffern 5.8. wischte der Gutachter mit einem Federstrich den möglichen Zusammenhang zwischen einem Selbstmord und der Einnahme des Wirkstoffs vom Tisch. »Wie andere Antidepressiva«, behauptete Möller auf Seite 51, »ist auch Sertralin zur Behandlung von Patienten mit besonderer Neigung zu Suizidalität, Überdosierung und Suizid bestimmt. (…) Daher überrascht es nicht, wenn Patienten in klinischen Prüfungen zur Entwicklung eines Antidepressivums unter Suizidalität leiden, Selbstmordversuche unternehmen oder Selbstmord begehen.«[79] Was den Mathematiker Lothar Schröder besonders verwunderte, war die anschließend formulierte Behauptung, »der Anteil an Patienten mit Suizidalität oder versuchtem Selbstmord mit 0,09 Prozent von 16 940 Sertralin-Patienten sei gegenüber 0,02 Prozent von 9016 Patienten für die Kontrollgruppen vergleichbar«. In konkreten Zahlen bedeutete dies, dass eine Rate von 15 selbstmordgefährdeten Patienten aus der Gruppe der Sertralin-Patienten vergleichbar gewesen sei mit der Rate von zwei suizidgefährdeten Patienten aus der Kontrollgruppe, die nicht mit Sertralin behandelt worden waren. Aus den Tabellen im Anhang der Studien ergaben sich ähnliche Verhältnisse im Hinblick auf die Todesfälle, die sich während der Behandlung mit Sertralin ereignet hatten: Unter 16940 Patienten waren zehn Selbstmordfälle registriert worden, während es in der Gruppe der 9016 Nichtbehandelten einen einzigen Todesfall gegeben hatte. Schröder und sein Begleiter, Professor Müller Oerlinghausen, konnten nicht glauben, dass einem Gutachter solch auffällige Zahlenverhältnisse unbedeutend erschienen.

Für den 25. November 2009 kündigt die Deutsche Gesellschaft für Psychiatrie, Psychotherapie und Nervenheilkunde einen Vortrag von Professor Hans-Jürgen Möller an, dem Gutachter zu Sertralin. Als Veranstalter des Symposiums in Berlin wurde genannt: Pfizer Pharma GmbH.[80]

Nachdem er die Akten beim Bundesinstitut eingesehen hatte, war sich Lothar Schröder sicher, dass er einige, aber längst nicht alle Unterlagen gesehen hatte, die bedeutende Aspekte enthalten könnten. Er vermutete, dass die weiteren Dokumente anderswo, nämlich beim Hersteller selbst zu finden seien. Schröder klagte auf Einsicht in die Unterlagen bei Pfizer. Aber der Konzern bestand darauf, die Akten unter Verschluss zu halten. Pfizer begründete seine ablehnende Haltung so: Vermutlich sei der Selbstmord der Patientin durch eine depressive »Grunderkrankung« ausgelöst worden, bei der »das Risiko eines Suizids bedauerlicherweise zum Krankheitsbild« gehöre.[81]

Aber die 25. Zivilkammer beim Landgericht Köln entschied noch im Juni 2009, dass die Akteneinsicht gewährt werden müsse. Die Aktenbestände beim Bundesinstitut alleine könnten nicht ausreichen, um den Auskunftsanspruch des Klägers zu erfüllen, hieß es in der Verfügung. Der Zulassungsbehörde in Bonn würden vermutlich nicht sämtliche Unterlagen des Pharmaunternehmens vorliegen.

Am 20. August 2009 zeigt sich Lothar Schröder immer noch entsetzt über das, was er in den Akten über Zoloft gefunden hat: »Ich finde es unglaublich, dass ein Gutachter noch im Jahr 2004 den Wirkstoff Sertralin in Zoloft genauso beurteilte wie fast zehn Jahre zuvor, obwohl Selbstmordfälle längst bekannt waren. In Kanada hatte Pfizer den Behörden längst Hinweise auf die Nebenwirkungen geben müssen. Aber hier sollte das Mittel harmlos sein?« Trotz des Urteils zur Akteneinsicht beim Pharmaunternehmen Pfizer ist Schröder pessimistisch: »Bis jetzt hat Pfizer nicht einmal reagiert. Vermutlich werden sie Einspruch einlegen. Und dann beginnt das Verfahren von vorn.«

Allerdings liegen wissenschaftliche Nachweise für einen Kausalzusammenhang zwischen der Einnahme von Zoloft und Suizidfällen bis heute nicht vor. Zoloft-Hersteller Pfizer indes kündigte am 14. Mai 2009 an, sein Antidepressivum in den USA an kranke Arbeitslose zu verschenken. Während des laufenden Jahres könnten sich Patienten beim Konzern melden, die »infolge der Konjunkturkrise seit Jahresbeginn Arbeit und Krankenversicherung verloren« hätten. Pfizer wolle den »neuen Arbeitslosen helfen« hieß es in einer Erklärung des Konzerns.[82] Am Nachmittag nach der Ankündigung legte die Pfizer-Aktie leicht zu. Der Verkauf von Zoloft dauert an.

Interpretationsspielräume und unterschiedliche Darstellungsmöglichkeiten wichtiger Daten bei der Zulassung von Medikamenten haben Experten der Universität Kopenhagen systematisch untersucht. Bodil Als-Nielsen prüfte in 370 Fällen die klinischen Tests zur Markteinführung von Medikamenten und kam zu dem Ergebnis, dass die Resultate der Tests abhängig davon sind, wer sie bezahlt hat. Wenn Unternehmen die Studien selbst finanzierten, dann schnitt ihr neues Medikament in 51 Prozent aller Fälle besser ab als die Konkurrenzprodukte. Waren die Geldgeber neutral, sank die Erfolgsquote auf 16 Prozent aller Studien.[83]

Den Grund für das Versteckspiel der Pharmakonzerne – denn Pfizer ist längst kein Einzelfall –, nennt Professor Peter Sawicki, Leiter des Instituts für Qualität und Wirtschaftlichkeit im Gesundheitswesen (IQWiG): »Die Unternehmen spielen auf Zeit, vor allen Dingen in Deutschland. Denn in Deutschland sind alle Medikamente sofort nach der Zulassung durch die Behörden verordnungsfähig, und zwar zu dem Preis, den der Hersteller sich ausdenkt, den er vorgibt. Und je länger man das unbeeinflusst lässt, je später wir als Kommission entscheiden, umso mehr Umsatz.«

Bei Medikamenten, deren Wirksamkeit nicht vollständig geprüft werden konnte, bevor sie zugelassen wurden, bestand stets die Gefahr, dass sie schlichtweg verharmlost werden. In den USA wurde dies erstmals in einer wissenschaftlichen Untersuchung belegt. Dort fand man heraus, dass im Durchschnitt 32 Prozent aller Medikamente gegen Depressionen in ihrer tatsächlichen Wirkung zu positiv beurteilt worden sein sollen.[84]

Professor Wolf-Dieter Ludwig fordert in den Fällen, in denen die Hersteller Studien unter Verschluss halten, gesetzliche

Konsequenzen: »Ich glaube, es müssen Bußgelder ausgesprochen werden, die eine für den pharmazeutischen Hersteller auch empfindliche Höhe erreichen, sodass derartige Praktiken unterbleiben.«[85]

Aber vorerst gilt bis auf Weiteres: Umstrittene Medikamente kommen auf den Markt und bleiben auch da. Patientenwohl spielt offenbar längst nicht immer die entscheidende Rolle. Deshalb zeigt die Pharmaindustrie auch nach wie vor kein Interesse an einer Creme, die zwar Millionen Menschen helfen könnte, deren Produktion aber die Strategien der Firmen empfindlich stören würde.

Ein neuer Anlauf für B12

David rüstet sich

Rüdiger Weiss, der neue Eigentümer der Regividerm-Patentrechte, machte die gleiche Erfahrung wie sein Vorgänger Karsten Klingelhöller, der Erfinder des Medikaments: Selbst ein millionenfaches Bedürfnis nach einem bereits erprobten Medikament ist für die Arzneimittel produzierende Industrie noch längst kein Kriterium, es auch herzustellen. Inzwischen waren für Forschungs- und Entwicklungskosten der Creme 18 Millionen Euro ausgegeben worden; anfänglich kam das Geld aus privaten Vermögen, später aus Bankkrediten. Und die Kosten liefen weiter. Allein um die Patentrechte an dem Produkt zu erhalten, musste Rüdiger Weiss jährlich fünfstellige Eurobeträge an jene Länder bezahlen, in denen die Patentrechte gesichert bleiben sollten. Nach den letzten gescheiterten Verhandlungen mit Novartis dachte Weiss immer öfter daran, die Creme selbst herzustellen und zu vertreiben. Die Pharmaindustrie hatte sich durch nichts überzeugen lassen. Weiss, der sein Geld eigentlich als Immobilienkaufmann verdiente, schickte sich jetzt an, auch noch Pharmaunternehmer zu werden, allerdings mit nur einem Produkt im Angebot. Es war die Rolle des Davids im Kampf gegen Goliath, die ihm da bevorstand. Die ersten Schritte auf diesem Weg erwiesen sich als sehr mühsam, vor allem aber als äußerst kostspielig. Es fehlten die logistischen und finanziellen Mittel. Alles, was bis zum Verkauf einer gefüllten Tube mit Regividerm investiert werden musste, war in finanzieller Vorleistung aufzubringen. Erste vorsichtige Kalkulationen summierten sich auf weitere zwei Millionen Euro. Wenn man nicht über das technische

Know-how eines Großbetriebs der Branche verfügte, bedeutete die Entwicklung einer einfachen Tube mit der B12-Creme, sich auf eine intensive Testphase einzulassen, in der immer wieder neue Vorschriften berücksichtigt und Forderungen erfüllt werden müssten. Und wie sollte das Medikament bekannt werden? Wie sollte der Verkauf organisiert werden? Rüdiger Weiss zweifelte immer wieder, ob ihm das wirklich alleine gelingen könnte. Einen großen industriellen Partner zu finden, wäre die erfolgversprechendere Lösung. Hoffnung hatte er jedoch kaum mehr. Bisher war die B12-Creme insgesamt 16 Pharmakonzernen vorgestellt worden, darunter die Bayer AG, BHI/Hermal, Dermapharm, Karrer, Mundipharma, Schwarz, Truw Pharma, Spirig, Stada, Wyeth, Galderma und Novartis. Auch in der Frankfurter Deutschlandzentrale des französischen Konzerns Sanofi-Aventis hatten die Produktentwickler die Unterlagen von Regividerm geprüft. Auf Sanofi hatte Weiss besonders gehofft, weil dieses Unternehmen ja als einziges in Europa das Vitamin B12 künstlich herstellte und als Anbieter des Rohstoffs eine weltweite starke Marktposition einnahm. Wie alle anderen hatte auch Sanofi das Angebot zur Herstellung abgelehnt, obwohl niemand mit Zweifeln an der Wirksamkeit von Regividerm argumentiert hatte.

Typisch für die Haltung der Konzerne gegenüber der B12-Creme war das Ablehnungsschreiben, das Schwarz-Pharma am 31. Januar 2005 noch an Bankdirektor Ruby geschickt hatte: »Obgleich die beigefügten klinischen Daten durchaus beeindruckend sind, muss doch festgestellt werden, dass die bislang mit dem Medikament behandelte Patientengruppe sehr klein ist und damit keineswegs den geläufigen Anforderungen der Zulassungsbehörden entspricht.(…) Wir sehen keine Möglichkeit, dieses Projekt in unsere Portfolioaktivitäten zu integrieren.«[86]

Hermal, das Pharmaunternehmen, das sich als die Nummer eins im deutschen Dermatika-Markt versteht, lehnte mit dem Satz ab: »Wir halten das Produkt in der Dermatologie für nicht ausreichend wettbewerbsfähig.«[87] Als Weiss das Ablehnungsschreiben von Sanofi-Aventis durchlas, ahnte er nicht, dass er beim selben Konzern einige Jahre später sieben Kilogramm Vitamin B12 zum Preis von 56 000 Euro kaufen würde.

Kinderzulassung

Für die Bewertung der B12-Creme hatte Weiss zwischenzeitlich wichtige Etappensiege errungen. Schon seit Jahren war Regividerm als Medizinprodukt der Klasse II a eingestuft und anerkannt. Damit galt es als Produkt ohne »systemische Wirkung«, als ein Medikament, dessen Wirkstoffe nicht in den Körper eindringen, sondern auf der Hautoberfläche funktionieren. Der TÜV Süd, genauer die Product Service GmbH des Technischen Überwachungsvereins, bestätigte am 9. August 2005 die Zulassung von Regividerm als Medizinprodukt zur Behandlung atopischer Dermatitis und Psoriasis.

Aufgrund ihrer nebenwirkungsfreien Zusammensetzung von Natursubstanzen hatte Rüdiger Weiss zudem den Antrag gestellt, die Creme als Medizinprodukt auch für die Behandlung an Kindern zuzulassen.

Im April 2007 hatte Professor Clemens Allgaier, Pharmakologe an der medizinischen Fakultät der Leipziger Universität, in einem Gutachten die Zusammensetzung der B12-Creme als für die Behandlung von Kindern geeigneter beurteilt als die Wirkstoffe Pimecrolimus und Tacrolimus. Insbesondere bei dauerhaften Behandlungen von Kleinkindern schien das Vitamin B12 eine schonende Alternative zu sein. Die Rezeptur ließ für Allgaier nur einen Schluss zu, den er in einer Sicherheitsbewertung mit folgender Empfehlung zusammenfasste: »Bezüglich der bekannten niedrigen Toxizität von Vitamin B12 empfiehlt sich eine topische Behandlung mit Regividerm bei Kindern und Säuglingen.«[88]

Ein Jahr später bestätigte die Zulassungsstelle des TÜV Süd, dass auch Kinder mit Regividerm behandelt werden können. Ein Medikament, das mithilfe eines Vitamins gegen Neurodermitis und Psoriasis wirkt, das auch für Kinder ab einem Jahr zugelassen ist und bedenkenlos über einen längeren Zeitraum auf die empfindliche Haut aufgetragen werden kann, hatte es bis dahin praktisch nicht gegeben.

Wettlauf um die Patentrechte

Flucht in die Schweiz

Nachdem er sein Elternhaus in Wuppertal fluchtartig verlassen hatte, wussten nur wenige Menschen, wo sich Karsten Klingelhöller befand. Seit Juli 2005 war sein Aufenthaltsort ein Krankenzimmer, nicht größer als zehn Quadratmeter, im fünften Stock direkt unter dem Dach einer Klinik im schweizerischen Brunnen. Klingelhöller hatte hier eine Unterkunft gefunden, ohne dafür etwas bezahlen zu müssen, zumindest vorerst nicht. Vorerst hatte seine Geschichte, die er dem Klinikdirektor erzählt hatte, eine solche Wirkung, dass der versprach, ihm zu helfen. Professor Paul Ramseier war beeindruckt von dem, was Klingelhöller über Erfindung und Werdegang der B12-Creme berichtete. Klingelhöller erzählte die Geschichte vom Scheitern der Regeneratio Pharma AG, dass ein anderer nun der Eigentümer an den Patentrechten sei und er am Ende. Tatsächlich war Klingelhöller in einem bedauernswerten Zustand, physisch und psychisch. Er wog weit über 200 Kilo. Wenn er sprach, unterbrach er sich in kurzen Abständen immer wieder selbst, um nach Luft zu schnappen. Aufgrund von Kurzatmigkeit konnte er sich kaum bewegen. Aber seine körperliche Befindlichkeit tat der Überzeugungskraft dessen, was er dem Direktor über seine Creme zu berichten wusste, keinen Abbruch. Klingelhöller machte auf Professor Ramseier den Eindruck eines Erfinders, der in eine Geschichte verstrickt war, die aus ihm einen tragischen Helden zu machten drohte. Aber Klingelhöller war mit Ramseier einem Arzt und Wissenschaftler begegnet, der großes Interesse an der Wirkungsweise der Regividerm-Creme hatte. Denn er forschte selbst an natürlichen Alternativen in der Medizin und arbeitete an biologischen und pflanzlichen Heilmitteln auch in der Krebsbehandlung. Spezialisiert hatte er sich auf die Heilung von Prostata- und Brustkrebs. Als Vertreter eines Forschungsansatzes, der als Ergänzung zur Schulmedizin komplementäre oder alternative Medizin im Sinne der Anwendung ganzheitlicher Heilmethoden verfolgte, hatte er sich in Wissenschaftskreisen einen Namen gemacht. Das Vitamin B12 und seine antientzündliche Wirkung passten geradezu perfekt in die medizinischen Forschungsprojekte des Klinikdirektors. Ramseier überlegte, wie Klingelhöller wieder an die Patentrechte kommen könnte. Je mehr er über die Möglichkeiten des Vitamins B12 erfuhr, umso mehr war er an einer Nutzung von Klingelhöllers Forschungsergebnissen auch für seine eigenen Studien interessiert. Denn der Ausgangspunkt von Klingelhöllers Erfindung war ja die These gewesen, dass B12 oder Cyanocobalamin die Regeneration von Zellen nicht nur in der Haut fördert. Und das galt möglicherweise auch für von Krebs befallene Zellen. Ramseier beschloss, sich an Klingelhöllers Projekt zu beteiligen. Und das bedeutete zunächst, die Patentrechte zurückzukaufen.

Eine Anzahlung

Am 24. Juni 2008 rief Professor Ramseier bei Rüdiger Weiss an, um zu erfahren, ob er bereit wäre, die Patentrechte wieder herzugeben. Und falls dies der Fall sei, wolle er wissen, wie hoch die Summe sei, die er dafür verlange. Ramseier erwähnte gleich, dass er mit Wissen des Erfinders anrufe. Er, Ramseier, wolle mit seinem Geld helfen, die Patentrechte zurückzukaufen. Weiss, der bei seinen Bemühungen, einen Hersteller für die Creme zu finden, gerade mal wieder eine Abfuhr erhalten hatte, reagierte spontan mit einer Zusage. Falls Ramseier über zwei Millionen Euro verfüge und eine spätere Beteiligung am Verkauf der Creme vereinbart werden könne, sei er bereit, die Patentrechte zu verkaufen. Auf Weiss wirkte das Angebot Ramseiers fast wie ein Befreiungsschlag. Die Patentrechte an den Erfinder zurückzugeben und später an dem Verkauf des Medikaments beteiligt zu sein, hätte den Vorteil, dass er sich nicht mehr um weitere Tests, Herstellung und Vertrieb kümmern brauchte. Die immer wieder erfolglosen Verhandlungen hätten für ihn ein Ende. Um die Ernsthaftigkeit des Professors aus der Schweiz zu prüfen, bat Weiss ihn um einen Kapitalnachweis. Sobald der vorläge, würde er dem Wissenschaftler einen Vorvertrag schicken und ihm damit ein Vorkaufsrecht einräumen. Tatsächlich fand Weiss am 11. Dezember 2008 in seinem Briefkasten eine Bestätigung, in der die Kantonalbank Zürich ihrem Kunden Ramseier bestätigte, dass er zu jeder Zeit über zwei Millionen Euro verfügen könne. Und um sein ernsthaftes Interesse am Kauf der Patente zu untermauern, überwies Ramseier 100 000 Euro auf das Konto von Rüdiger Weiss – als Anzahlung, die vom Kaufpreis abgerechnet werden sollte. Als Ramseier zudem ankündigte, auf die Rückzahlung der 100 000 Euro zu verzichten, wenn es nicht zu einem Abschluss kommen würde, war Weiss endgültig von der Seriosität des Kaufantrags überzeugt.

Karsten Klingelhöller hielt sich den Großteil des Tages meist wie abwesend in seinem kleinen Zimmer auf. Er hatte keine Augen für den herrlichen Blick über den See und das gegenüberliegende Ufer mit den steilen Felswänden, die aus dem Wasser zu wachsen schienen. Stundenlang saß er auf der Bettkante und schrieb Notizen in sein Notebook, das auf dem Nachttisch lag. Dann und wann telefonierte er mit seinem Freund, dem Rechtsanwalt Thomas Schütz, der von Duisburg aus alle Unannehmlichkeiten von ihm fernzuhalten versuchte, und mit seinem ehemaligen Mitstreiter, dem Chemiker Thomas Hein, der noch in Klingelhöllers Elternhaus in Wuppertal wohnte. Klingelhöller war schwer krank. Seit drei Jahren wuchs in seiner Bauchhöhle eine Geschwulst, die längst hätte entfernt werden müssen. Sie hatte inzwischen die Größe eines Handballs, aber zu einer Operation war es immer noch nicht gekommen. Dazu fehlten ihm die finanziellen Mittel. Der Erfinder der B12-Creme war nicht einmal mehr krankenversichert und verfügte nur dann über Geld, wenn er vermögenden Mitpatienten seine Geschichte erzählte und sie überzeugen konnte, dass sie später einmal an den Erträgen seiner Erfindung beteiligt werden würden, wenn sie ihm zuvor Geld liehen. Geld, das er benutzen wollte, um die Patentrechte an der Regividerm-Creme zurückzukaufen. Mit dieser Methode kamen mal 10 000, ein anderes Mal 25 000 Euro zusammen. Klingelhöller aber brauchte schon zur Begleichung seiner Schulden fast drei Millionen Euro. Klinikdirektor Ramseier machte sich ebenfalls auf die Suche nach Investoren. Denn eines war klar: Allein konnte auch er das Geld nicht aufbringen.

Ein konspiratives Treffen

Während Patentbesitzer Rüdiger Weiss darauf wartete, dass sich der Professor aus der Schweiz wieder bei ihm meldete, sammelte Klingelhöller angesichts des Engagements von Klinikchef Ramseier seine Kräfte und wurde wieder aktiver. Er telefonierte mit Rechtsanwälten, Steuerberatern, Ärzten und Unternehmern, von denen er sich »ein finanzielles Engagement« für sein Projekt versprach. Jeder, der über Geld verfügte, war für ihn ein potenzieller Geschäftspartner. Da traf er sich auch schon mal mit einem vermögenden Spediteur, dem er von seiner Creme erzählt hatte, oder mit einer reichen Patientin, deren Hautprobleme er mit ein paar

Proben seiner Creme aus dem Küchenlabor in Wuppertal beseitigen konnte. Über die Jahre hatte er einige Menschen getroffen, die ihm über die Runden halfen. Unter ihnen aber war keiner, der ihm die Summe zur Verfügung stellen wollte oder konnte, die er brauchte, um wieder geschäftsfähig werden zu können. Im Herbst 2008 wurde Klingelhöllers Situation immer dramatischer. In Wuppertal wurde er von einem Rechtsanwalt gesucht, der seine Privatinsolvenz beantragt hatte. Das Haus in der Eintrachtstraße, dort, wo alles begonnen hatte, stand längst unter Zwangsverwaltung und drohte versteigert zu werden. Dreimal war es Klingelhöller gelungen, mit Überweisungen geliehenen Geldes die Sparkasse dazu zu bringen, die Zwangsversteigerung auszusetzen. Mal waren es 15 000 Euro, dann wieder 10 000 Euro, die er sich zur Rettung seines Elternhauses bei Gönnern erbettelt hatte, immer mit dem Versprechen, dass die Gläubiger später am Gewinn der B12-Creme beteiligt werden würden. Dass Klingelhöller in einer Klinik in der Schweiz lebte, wussten die Banken und Behörden in Wuppertal nicht. Der mit dem Insolvenzverfahren beauftragte Rechtsanwalt hatte zwar beim Amtsgericht Wuppertal erwirkt, eine Postsperre gegen ihn anzuordnen, um durch Abfangen der an ihn gerichteten Briefe herauszufinden, wo er sich befand. Bisher ohne Erfolg. Solange Klingelhöller unter dem Klinikdach in dem kleinen Patientenzimmer geduldet wurde, so lange konnte das Verfahren über seine Privatinsolvenz nicht durchgeführt werden. Nach Deutschland zu reisen, war ihm allerdings nicht möglich, ohne Gefahr zu laufen, von den Behörden entdeckt zu werden. Klingelhöllers Versteckspiel wurde zu einem Wettlauf mit der Zeit. Irgendwann würden sie ihn finden, fürchtete er. Und wenn erst einmal die private Insolvenz rechtskräftig wäre, würde er vermutlich kaum mehr in der Lage sein, überhaupt noch Geschäfte zu machen.

Am 28. Oktober 2008 aber musste er das Risiko eingehen und nach Deutschland reisen, denn es gab einen möglichen Geldgeber.

Der Interessent hatte im Vorgespräch darauf bestanden, sich mit Klingelhöller in Nordrhein-Westfalen zu treffen. Dort habe er einen Partner, der an dem Gespräch teilnehmen sollte. Am Vortag des vereinbarten Termins machte sich Klingelhöller mit einem geliehenen Auto auf den Weg. Er übernachtete in der Nähe von Wuppertal bei einem Freund aus früheren Zeiten, denn zu seinem eigenen Haus in der Eintrachtstraße wagte er sich nicht mehr. Am anderen Morgen fuhr Klingelhöller auf der Autobahn A46 zu einem Hotel, das kurz vor Wuppertal lag. Er war bis aufs Äußerste angespannt. Auf der Fahrt zu dem Treffpunkt musste er an die vielen Gespräche denken, die er bis dahin bereits geführt hatte. Wie oft hatte er sich schon so nahe an einer Vertragsunterzeichnung gewähnt! Er dachte an die zahlreichen Pharmaunternehmen, die ihn hatten abblitzen lassen. »Hoffentlich klappt es heute«, murmelte er immer wieder vor sich hin. Als Klingelhöller auf den Parkplatz vor dem Hotel einbog, wartete auf ihn sein Freund Thomas Schütz. Er hatte den Rechtsanwalt aus Duisburg gebeten, bei dem Gespräch dabei zu sein, denn in Rechtsfragen kannte sich Klingelhöller nicht besonders gut aus. Er stieg aus dem Auto, atmete tief durch und nahm seine Aktentasche vom Rücksitz. Zusammen mit dem Rechtsanwalt machte er sich auf den Weg in das Restaurant »Soupe« in dem Tagungshotel.

Der Mann, mit dem er sich treffen wollte, hieß Dr. Martin Ruland, ein sehr reicher Arzt aus Genf, dem mehrere Kliniken und medizinische Einrichtungen gehörten. Klingelhöller war im Besitz einer Selbstauskunft des Gesprächspartners, die diesen auch wegen seiner zahlreichen »Immobilienanlageobjekte in den Innenstadtlagen von Genf, Lausanne, Vevey und Montreux« als potenten Investor auswies.

In der Lobby des Hotels standen drei Männer, von denen sich einer als »Beauftragter von Herrn Dr. Ruland« vorstellte. Sein Name war Werner Görres. Er erklärte, Dr. Ruland weile aus geschäftlichen Gründen in Casablanca und er sei als sein Bevollmächtigter gekommen. Görres übernahm die Gesprächsleitung und erzählte so ganz nebenbei von einer Begegnung, die er am Tag zuvor mit einem Vertreter der Ärztekammer gehabt habe. Der habe ihm gleich gesagt, dass die B12-Creme, vorausgesetzt, sie habe tatsächlich die heilende Wirkung und sei auch zu kaufen, den Krankenkassen helfen würde, jährlich Milliarden Euro einzusparen. Klingelhöller berichtete von der Wirksamkeit seiner Erfindung und den 18 Millionen Euro, die bislang in deren Entwicklung geflossen seien. Aus seinem Koffer holte er alle Unterlagen, die ihm als Beweismittel für die Wirksamkeit seiner Innovation dienen sollten. Wenn der Arzt aus Genf jetzt bereit wäre, mehrere Millionen Euro zu investieren, dann könne er schon bald die Patentrechte zurückkaufen und mithilfe eines Partners das längst zugelassene Medikament endlich auf den Markt bringen. Ein Vertrag über die Gewinnbeteiligung könne unverzüglich aufgesetzt werden. Klingelhöller drängte, der Investor müsse sich allerdings sehr bald entscheiden, auch weil seine persönliche Situation, sowohl wirtschaftlich als auch gesundheitlich, von Tag zu Tag dramatischer würde. Seine gesamte Existenz stehe infrage. Görres bat um eine kurze Unterbrechung und zog sich auf die Terrasse des Hotelrestaurants zurück. Durch die Fensterfront sah Klingelhöller, wie der Beauftragte offensichtlich mit Ruland, dem potenziellen Investor, telefonierte. Als das Gespräch zu Ende war, kündigte er an, er habe gerade den Auftrag bekommen, einen »letter of intent« zu formulieren, in dem Ruland die Absicht erklärte, sich an der Vermarktung von Regividerm zu beteiligen. In wenigen Wochen könne das Geld fließen. Für einen Moment erhellte sich Klingelhöllers Gesicht. Das würde seine Rettung sein. Er würde seine Schulden bezahlen können, die Patentrechte zurückkaufen und die Creme produzieren lassen. Irgendein Produzent würde sich schon finden.

Nach dem Gespräch waren sich die Männer darüber einig, dass in den nächsten Tagen der Vertrag aufgesetzt werden müsse. Dann könne auch schon ein Vorschuss von zwei Millionen Euro überwiesen werden, damit der Erfinder seine Schulden bezahlen könne. Drei Stunden hatten die Verhandlungen gedauert, als sich die Verhandlungspartner wieder trennten. Thomas Schütz, der Rechtsanwalt, umarmte seinen Freund noch zum Abschied auf dem Parkplatz. Beide waren fest davon überzeugt, dass es diesmal klappen würde. In ein paar Wochen würde der Erfinder wieder schuldenfrei und Eigentümer der Patentrechte sein.

Klingelhöller stieg in seinen geliehenen Wagen und machte sich auf den Weg zurück in die Schweiz. In Wuppertal aber bog er kurz entschlossen von der Autobahn ab. Eine Viertelstunde später stand er vor seinem Elternhaus in der Eintrachtstraße und klingelte bei Thomas Hein. Den Chemiker hatte er immer über seine Versuche, neue Investoren zu finden, auf dem Laufenden gehalten, und auch jetzt erzählte er ihm von dem vielversprechenden Gespräch, das er gerade geführt hatte. Wenn es klappte, würde auch Hein wieder im Boot sein und an den Geschäften mit der B12-Creme beteiligt werden. Im Keller existierte noch immer das kleine Küchenlabor. Dann und wann experimentierte Thomas Hein auch jetzt noch mit dem Vitamin. Immer wenn er ein bisschen Geld zur Verfügung hatte, kaufte er das B12 und rührte es mit den alten Apparaturen an. Jetzt stand in dem kleinen Labor eine Reihe von 150-ml-Dosen, gefüllt mit der rosafarbenen Salbe. Klingelhöller schnappte sich ein paar von ihnen und machte sich auf den Weg in die Schweiz. Den neuen Investoren wollte er gleich ein paar Proben zuschicken.

Im Mai 2009 sitzt Karsten Klingelhöller wieder auf der Bettkante seines Krankenzimmers. »Die Absichtserklärung des reichen Arztes aus Genf ist bis heute nicht bei mir angekommen. Solche Gespräche habe ich in den letzten Jahren viele geführt. Dieses Mal war ich allerdings überzeugt gewesen, dass es anders laufen würde. Aber es ist immer dasselbe. Zunächst zeigen sie größtes Interesse, sind total begeistert, und wenn man sich verabschiedet hat, sieht man sie nie wieder.«

Kreditsuche im Zeichen der Finanzkrise

Weiss hoffte, dass Klingelhöller und Klinikchef Ramseier doch noch Geldgeber finden würden, um die Patentrechte zurückzukaufen. Er hatte Klingelhöller als Vorstandsvorsitzenden der Regeneratio kennengelernt und beobachtet, wie das Unternehmen in Konkurs gegangen war, wie Erfinder und Erfindung voneinander getrennt wurden. Wenn es jemanden gäbe, der beide wieder zusammenführte, wäre ihm das nur recht. Doch nach anfänglich häufigen Telefonaten war der Kontakt wieder abgebrochen. Weiss hörte nichts mehr von Klingelhöller und seinem Mitstreiter. Er ahnte, dass der Erfinder keinen Erfolg bei der Suche nach Partnern hatte.

Wenn sich auch in Zukunft kein Produzent finden ließe, dachte sich Weiss, würde am Ende das Projekt Regividerm als geniale, aber ungenutzte Erfindung verschwinden. Es sei denn, man könnte die Creme doch selbst produzieren … Weiss dachte an die Geschichte der Bionade, jenes Kultgetränks, das in einer Garagenproduktion seinen Anfang genommen hatte. Vielleicht gab es ja doch einen Weg, Regividerm in eigener Regie gegen alle Widerstände der Pharmaindustrie herzustellen und auf den Markt zu bringen. Wie aber konnte das funktionieren? Bevor er auch nur eine Tube verkauft hätte, müsste er, und das hatte er zwischenzeitlich in Erfahrung gebracht, noch mal wenigstens 1,5 Millionen Euro aufbringen.

Das örtliche Kreditinstitut hat seinen Sitz in einem aufwändig gestalteten Bau aus Glas und Beton in der Fußgängerzone von Remscheid. Dass Weiss kurzfristig einen Besprechungstermin über die Gewährung eines Kredits bekommen hatte, lag daran, dass er schon lange Stammkunde der Bank war. Zudem einer, der als Immobilienbesitzer über solide Einkünfte verfügte. Als Rüdiger Weiss am 4. Juni 2009 zum Besprechungstermin erschien, blätterte der Bankdirektor einen Augenblick durch die Produktpräsentation, die ihm Weiss ein paar Tage zuvor zugeschickt hatte, schob sie zur Seite und fragte mit dem Unterton misslungener Ironie: »Sind Sie eigentlich erpressbar, Herr Weiss?« »Wie meinen Sie das?«, fragte Weiss zurück. »Was glauben Sie wohl, wie die Pharmaindustrie reagiert, wenn Sie tatsächlich mit Ihrer B12-Creme auf den Markt kommen? Wenn das stimmt, was in Ihrem Prospekt da steht«, der Kreditabteilungsleiter nahm die Präsentation wieder an sich und hielt sie Weiss entgegen, »dann sind doch die meisten Medikamente, die es bisher gegen Neurodermitis und Schuppenflechte gibt, überflüssig. Meinen Sie etwa, das nehmen die so hin? Sie machen denen doch die Geschäfte kaputt. Machen Sie sich mal auf was gefasst!«

Zwei Stunden später verließ Weiss das Bankgebäude mit der Information, dass er den Kredit nur dann bekommen würde, wenn er zum einen seine gesamten privaten Werte einschließlich der Patentrechte der Bank verpfänden und sich zum anderen ein weiteres Kreditinstitut finden würde, mit dem man sich den Kredit für das Regividerm-Projekt teilen könnte. Und weil Banker für ihre möglichen und unmöglichen Finanzkonstruktionen besondere Umschreibungen haben, bezeichneten sie die geforderten Auflagen mit dem eleganten Begriff »Covenants«. Eigentlich wollte sich die Bank zusammen mit einer weiteren über einen sogenannten Konsortialkredit verständigen und mit Weiss einen zeitlich begrenzten Geldtausch vornehmen: Ein bis anderthalb Millionen

Euro gegen Sicherheiten von mindestens demselben Wert – die
»Covenants«. Wenn die Creme erfolgreich verkauft würde, dann
sollte das Geschäft auch mit dem »kreditgebenden Institut« fort-
geführt werden. Weiss ärgerte sich darüber, dass die Banker Bewunderung für die besondere Qualität der B12-Creme zum Aus-
druck gebracht hatten, aber dennoch allergrößte Zurückhaltung
demonstrierten, wenn es um die Kreditvergabe ging. Zum Ärger
mischte sich eine gehörige Portion Trotz. Die Regividerm-Patentrechte jemandem zu übereignen, der nicht garantieren konnte, sie
auch tatsächlich herzustellen, kam für ihn nicht infrage. Trotz dieser nicht gerade hoffnungsvoll stimmenden Erfahrung nahm sich
Weiss vor, ein weiteres Kreditunternehmen am Ort aufzusuchen,
um auch dort nach den Kreditmöglichkeiten zu fragen.

Knapp zwei Wochen später, am 17. Juni 2009, fand er sich im
Verhandlungsraum der zweiten Bank wieder. Der Gesprächsver-
lauf glich einem Déjà-vu-Erlebnis: Die gleichen Fragen, die gleichen Bedenken, die gleichen Forderungen nach Sicherheiten, die
auch in den vorangegangenen Bankgesprächen gestellt worden waren. Auch jetzt waren sie wieder Verhandlungsgegenstand. Als man
ihm gegen Ende des Gesprächs die Entscheidung der Bank mitteil-
te, verschlug es Weiss allerdings für einen Moment die Sprache.
Nicht etwa, weil das Kreditinstitut sich nicht durchringen mochte,
die Markteinführung der B12-Creme zu finanzieren. Das hatte er
nach der Erfahrung mit der anderen Bank befürchten müssen. Es
war die Begründung der Bank für die Ablehnung: Man sei nicht
in der Lage, der Regeneratio einen Kredit zu geben, weil das Unternehmen vor der Markteinführung der B12-Creme noch keinen Gewinn machte. Und weil das so sei, müsse man den Kredit,
wenn man ihn denn gewähre, bilanzrechtlich abschreiben. So, als
habe man einen faulen Kredit gegeben. Das könne man sich in der
gegenwärtigen Situation nicht leisten: »Finanzkrise, Sie verstehen,
Herr Weiss.« Im Klartext: Für ein Projekt wie das der Regividerm-

Creme gab es keinen Kredit. Weiss hätte noch viele andere Banken aufsuchen können, er hätte immer die gleichen Ablehnungen erhalten. Jetzt hatte er die Kreditklemme, von der alle sprachen, am eigenen Leib erfahren.

In seinem Büro blickt Rüdiger Weiss vom Schreibtisch aus auf ein großformatiges Gemälde von Jörg Immendorff, das er dem Maler vor vielen Jahren in seinem Atelier in Düsseldorf abgekauft hat. »Café de Flore« ist seit jeher sein Lieblingsbild unter den Gemälden, die er im Laufe der Zeit erworben hat. Das schrille Universum aus Porträts von mehr oder weniger berühmten Menschen aus Punk, Bohème, Halbwelt, Politik und Wirtschaft, das Immendorff auf zwei mal einem Meter gemalt hat, traf nach den erfolglosen Bankgesprächen punktgenau die Stimmung von Weiss. Figuren, die für all die Brüche und Widersprüche, die Katastrophen und Missklänge der ohnehin speziellen deutschen Gesellschaft stehen, stierten ihn geradezu an. Das »Café«, schrill gemalt wie ein Comic, sieht aus wie ein Kampfplatz, auf dem sich die schillerndsten Figuren treffen. Täter und Opfer einer aus den Fugen geratenen Gesellschaft. Am 5. August 2009 saß Rüdiger Weiss an seinem Schreibtisch und sinnierte in das Bild hinein, als plötzlich das Telefon klingelte.

Ein Anruf vom Ex-Galderma-Boss

Aus München meldete sich ein Rechtsanwalt, der im April schon einmal angerufen hatte. Damals hatte das Telefonat bei Weiss nur ungläubiges Erstaunen ausgelöst: Xavier Yon, der ehemalige Vorstandsvorsitzende von Galderma, interessiere sich nach wie vor für Regividerm, hatte der Anwalt angekündigt: Herr Yon frage nach, ob man sich in der Angelegenheit nicht in München oder Berlin treffen könne. Weiss, der an jenem 23. April ohnehin arg genervt war, weil es mit der Creme nicht weiterging, hatte dem Anrufer daraufhin nur angeboten, dass er bereit sei, zu einem Gespräch am Flughafen in Düsseldorf zu kommen. Für eine Reise nach München oder Berlin aber habe er keine Zeit. Seitdem hatte Weiss nichts mehr von Yon und seinem Münchner Anwalt gehört.

Jetzt rufe er noch einmal im Auftrag des ehemaligen Vorstandsvorsitzenden von Galderma an. Herr Yon habe immer noch Interesse an der Verbreitung der Regividerm-Creme. Ob man sich nicht, wie im April schon mal angesprochen, treffen könne. Yon sei in den nächsten Wochen wieder in Deutschland. Je länger Weiss ihm zuhörte, umso ärgerlicher wurde er. Wie oft hatte er sich in der Vergangenheit auf den Weg gemacht, wenn von irgendwo Interesse an der B12-Salbe signalisiert worden war. Und in der Folge des Scheiterns der Verhandlungen mit Galderma war auch die Regeneratio Pharma AG des Erfinders Klingelhöller in Konkurs gegangen. Und jetzt, Jahre später, meldete sich der Ex-Galderma-Chef wie aus heiterem Himmel, um Regividerm sozusagen im Alleingang zu produzieren. Weiss schlug dem Anwalt vor: »Falls Herr Yon wirkliches Interesse hat, können wir uns in Düsseldorf oder Umgebung sehen.« Der schien das Angebot von Weiss ohne Weiteres zu akzeptieren und versprach, sich mit Yon über einen Termin zu verständigen. »Ach, da ist noch etwas«, setzte der Anrufer nach. »Herr Yon bittet darum, ob er einige Tuben der Creme haben könne, um sie seinen Geschäftspartnern zu zeigen.« Weiss wurde noch ärgerlicher. »Nein, kann er leider nicht. Ich habe keine einzige Tube mehr. Sie sind alle für Genehmigungsverfahren genutzt und verbraucht worden. Aber wenn er unbedingt ein paar Proben haben möchte, dann darf er sie gerne bei dem Hersteller, der bisher für uns gearbeitet hat, in Auftrag geben. Die Erlaubnis dazu werde ich der Firma erteilen. Die Kosten muss er allerdings selbst übernehmen.« Seit der Erfindung der Creme hatten immer wieder Proben hergestellt werden müssen. Und als die Studien und

Versuchsreihen umfangreicher geworden waren, hatte der Patentbesitzer ein Unternehmen in Süddeutschland beauftragt, Regividerm in kleineren Mengen herzustellen. Der Anrufer reagierte gelassen: »Auch das werde ich Herrn Yon übermitteln. Ich melde mich wegen des Treffens mit Herrn Yon bei Ihnen.« Als das Gespräch zu Ende war und Weiss noch einmal über dessen Verlauf nachdachte, war er froh, seiner Stimmung gefolgt zu sein. Wenn es der einst so mächtige Xavier Yon wirklich ernst meinte mit der Vermarktung von Regividerm, dann würde er auch die paar Tausend Euro für die Herstellung einiger Proben selbst finanzieren.

Tatsächlich bestätigte eine Woche später die CPM contract pharma GmbH im bayerischen Feldkirchen, ein Spezialunternehmen für die Herstellung und Verpackung von Salben, Cremes und Gelen, sie habe eine Anfrage über eine Charge Prüfmuster erhalten. Die Produktion sei für die nächsten Tage geplant. Die fertigen Regividerm-Tuben würden an die Adresse eines gewissen Xavier Yon in Frankreich geliefert werden. Jetzt war Rüdiger Weiss doch einigermaßen überrascht. Sollte tatsächlich das vor einigen Jahren gescheiterte Geschäft mit Galderma jetzt doch noch mit dessen pensioniertem Chef zustande kommen? Er nahm sich vor, darauf nicht wirklich zu vertrauen – und tat offensichtlich gut daran. Denn schon eine Woche später stellte sich heraus, dass es bei der Anfrage des Franzosen bei der bayerischen Firma bleiben sollte. Vielleicht waren ihm die Herstellungskosten für die kleine Menge zu hoch.

Eine ganz besondere Speichelprobe

Vermutlich würden sich Karsten Klingelhöller, der als Student der Medizin und Biochemie die bis dahin unbekannte Wirkung des Vitamins B12 für die Haut entdeckt hatte, und Lee Griffith, der als Biochemiker einen wegweisenden Gentest entwickelt hat, gut verstehen. Beiden ist gemeinsam, dass ihre Innovationen vielen Menschen helfen könnten, aber in Pharmakreisen nicht auf positive Resonanz stoßen.

Der Biochemiker Lee Griffith geht den Fragen nach: Welche Wirkstoffe sind miteinander kombinierbar? Welche Menschen vertragen welche Wirkstoffe, und vor allem, welche Dosis ist angemessen?

»Ich bin von Pontius zu Pilatus gelaufen, um den Pharmaherstellern zu zeigen, dass es ein System gibt, mit dem man präzise herausfinden kann, wie hoch die Medikamentendosis bei jedem einzelnen Patienten sein muss, damit die Substanz überhaupt wirkt. Ein System, mit dem man auch zeigen kann, welche Wirkstoffe sich gegenseitig stören. Es interessierte sie nicht. Ich habe es aufgegeben. Jetzt versuche ich es auf einem anderen Weg.«

Ausgangspunkt der Studien des Kanadiers Lee Griffith waren bis dahin ungeklärte Nebenwirkungen von Medikamenten.

»In Deutschland sterben pro Jahr über 16 000 Menschen an Nebenwirkungen von Arzneimitteln. Es gibt ernst zu nehmende Dunkelziffern, die von 57 000 ausgehen. Wovon wir sicher ausgehen müssen: Zwischen 25 und 40 Prozent aller Medikamente bewirken bei den Patienten überhaupt nichts. Zum Beispiel bei den Statinen, den Cholesterinsenkern, gibt es ernsthafte Zweifel, ob in der überwiegenden Anzahl die therapeutischen Ziele überhaupt erreicht werden.«

Am äußersten westlichen Rand Kölns haben sich in einem Industriepark mehrere pharmazeutische Unternehmen angesiedelt. Ausgerechnet hier hat auch Dr. Lee Griffith eine Büroetage angemietet. Die Firma des 49-jährigen Biochemikers hat fünf Angestellte. Die Vorfahren von Griffith stammten aus Wales, und walisisch ist auch der Firmenname. »Awenydd« heißt zu Deutsch Inspiration. Griffith ist in der Lage, Gene von Stoffwechselenzymen aufzuschlüsseln, die an der Verwertung und dem Abbau von Medikamenten beteiligt sind und zu unterschiedlichen Wirkungen führen. Mit einem einzigen Mundabstrich kann er die individuelle Verträglichkeit von Medikamenten bestimmen. Metabolismus ist das medizinische Fachwort für Stoffwechsel, und auf den kommt es an. Für den Stoffwechsel, also Aufnahme, Transport und Verarbeitung der aufgenommenen Substanzen, sind Enzyme verantwortlich. Und damit die Medikamente nicht über ein und dasselbe Enzym metabolisiert werden, muss auf eine sinnvolle Kombination geachtet werden. Aber darauf wird kaum geachtet. Ärzte und Patienten richten sich nach den Dosierungen, wie sie in den Packungsbeilagen angegeben werden. Die Pharmaindustrie setzt auf durchschnittliche Werte. Aber es gibt Menschen, bei denen wirkt ein Schmerzmittel nach 20 Minuten für vier Stunden, während es bei anderen nach vier Stunden nur für 20 Minuten wirkt. Wenn man das nicht weiß und den individuellen Stoffwechsel nicht kennt, kann das zu Überdosierungen führen oder zur Einnahme zusätzlicher Medikamente:

»Ich habe Patienten gesehen, die über 20 verschiedene Arzneien zu sich nahmen«, sagt Dr. Lee Griffith. »Warum? Weil sie nicht wussten, dass es die Medikamente selbst waren, unter denen sie litten. Es gibt Millionen Patienten mit Bluthochdruck und Diabetes. Normalerweise verschreibt der Arzt ein Standardmittel zur Senkung des Blutzuckerspiegels. Gegen Bluthochdruck bekommt er zusätzlich einen Betablocker. Was aber, wenn der nicht funktioniert? Der Arzt verschreibt zusätzlich ein Diuretikum, zur Ausschwemmung von Wasser aus dem Körper. Wenn aber der Blutdruck nicht gehalten werden kann, gibt er sogleich ein weiteres Medikament hinzu. Das aber schlägt dem Patienten auf den Magen. Und schon ist ein weiteres Medikament zur Schonung der Magenschleimhaut im Angebot. Der Arzt fühlt sich genötigt, etwas zu tun, wenn der Patient seine Praxis besucht. Schnell ist man bei fünf und mehr verschiedenen Arzneimitteln. Denn wenn der Patient aus der Praxis geht, ohne dass der Arzt etwas Neues probiert hat, hat er ja das Gefühl, der Arzt habe nichts unternommen.«

Ein Betablocker ist dazu da, die Betarezeptoren zur Regelung des Herzrhythmus' anzugreifen. Bindet er aber auch an Rezeptoren im Gehirn, kann der Wirkstoff ganz andere, unerwünschte Wirkungen haben: Müdigkeit, Angst, sogar Depressionen.

Mit der Methode, die Griffith den Pharmakonzernen anbietet, kann die Unverträglichkeit solcher Kombinationen erkannt werden. Mithilfe der Daten aus dem genetischen Test von Lee Griffith lässt sich analysieren, auf welche Art und Weise die einzelnen Wirkstoffe im Körper verarbeitet werden, wie der Patient sie »metabolisiert«. Möglich ist das, seit das menschliche Genom entschlüsselt worden ist. Die Daten zu den Wirkstoffen sind aus einer riesigen Datenbank zusammengetragen worden.

»Hinter den 38 000 Medikamenten verbergen sich ca. 6 700 Wirkstoffe. Aber es sind nur zwischen 20 und 100, die in 95 Prozent aller Rezepte verschrieben werden. Und auf welche Art diese Wirkstoffe im Körper abgebaut werden, wissen wir in 90 Prozent aller Fälle«, sagt Lee Griffith.

Wie sich die Analyse eines genetischen Profils für die Medikamentierung auswirken kann, zeigt das Beispiel einer Patientin, die mit vier unterschiedlichen Arzneimitteln behandelt worden war. Die Patientin litt unter Erschöpfungszuständen. Ansonsten schlugen die Medikamente nicht an. Nach Auswertung der Daten stellte sich heraus, dass sie ein sogenannter »poor metaboliser« für ein Enzymsystem mit der Bezeichnung 2D6 war. Medikamente, die über dieses Enzym metabolisiert werden, konnten von der Patientin nur sehr langsam abgebaut werden. Bei ihr aber waren es gleich vier Präparate, die über das Enzym 2D6 verarbeitet werden mussten. Schon drei Medikamente können Probleme verursachen, wenn der Stoffwechsel über den gleichen Abbauweg erfolgt. Die Patientin nahm unter anderem einen Betablocker, der wie die übrigen Wirkstoffe auch über das Enzym 2D6 abgebaut wird. Mit einem einfachen Wechsel zu einem anderen Wirkstoff, der über ein anderes Enzym, das 3A5, verarbeitet wird, konnte der Stoffwechsel bei der Patientin optimiert werden. Die Nebenwirkungen verschwanden.

Griffith erging es mit seiner Forschung ähnlich wie dem Erfinder Klingelhöller mit seiner B12-Creme. Inhaltlich war dem Konzept nichts entgegenzusetzen. Aber auch Griffith wurde von Pharmafirmen mit dem Argument vertröstet, dass seine Innovation für ihr Unternehmen zurzeit noch nicht infrage komme. Die Forschungsschwerpunkte lägen zurzeit noch anderswo. In einem Fall hatte ein Pharmaunternehmen ihm Hoffnung gemacht, mit einem oder zwei Probanden an einer laufenden Studie teilnehmen zu dürfen. Wochenlang lief er zwischen Konzernführung und Forschungsabteilung hin und her, bis er entnervt aufgab. Am Ende gab es für ihn doch keine Möglichkeit zu beweisen, dass der therapeutische Nutzen der zu testenden Medikamente viel höher sein würde, wenn man den individuellen Stoffwechsel der Probanden berücksichtigte.

Inzwischen versucht Griffith, die Ärzte von seiner Methode der »individualisierten Medikamentierung« zu überzeugen. Denn diese Möglichkeit ist in den meisten Arztpraxen noch völlig unbekannt. Zudem ist er gespannt auf die Ergebnisse einer Studie, die in den nächsten Monaten in Süddeutschland an insgesamt 470 Patienten durchgeführt wird. Griffith hat Sponsoren gefunden, die die Kosten übernommen haben. Pharmaunternehmen sind nicht darunter.

»Die Pharmabranche verhält sich wie ein Dinosaurier«, sagt Lee Griffith. »Sie muss sich aber den neuesten Forschungsergebnissen und Erkenntnissen anpassen. Man kann nicht alle Menschen über einen Leisten ziehen. In vielen Bereichen, in denen man mit Medikamenten therapiert, kann man in Zukunft vermutlich nicht mehr so einfach Wirkstoffe auf den Markt bringen, die als Blockbuster und Bestseller gedacht sind.«

Unter Wissenschaftlern wird schon seit einigen Jahren darüber debattiert, wie »die individuelle Medikamentenverträglichkeit eines Patienten bestimmt werden kann, bevor man eine Medikamententherapie mit einem Mittel einleitet, das der Entgiftung und Ausscheidung durch ein Enzym unterliegt«.[89] Der Freiburger Universitätsprofessor, Internist und Psychiater Joachim Bauer meint, »dass 40 Prozent der Bevölkerung bei Medikamenten, deren Ausscheidung von den entsprechenden Engiftungsenzymen abhängt, systematisch überdosiert würden; zehn Prozent werden bei diesen Medikamenten schon durch ›normale‹ Dosen geradezu vergiftet«. Man dürfe sich bei der Dosierung, auf die sich die Ärzte beziehen, nicht einfach an Durchschnittswerten der Bevölkerungsmehrheit orientieren.

Das Ein-Mann-Pharmaunternehmen

Ein Retter aus Aserbaidschan?

Der 1. Juli 2009 war der bis dahin heißeste Tag des Jahres. Und es war der Tag, an dem Karsten Klingelhöller mal wieder die Hoffnung hatte, einen Geldgeber zu finden, der ihm dabei helfen würde, nicht nur seine persönlichen Schulden loszuwerden, sondern auch die Patentrechte für seine B12-Creme zurückzukaufen, sie zu produzieren und auf den Markt zu bringen. Dazu musste er wieder das Risiko eingehen, nach Deutschland zu reisen.

Zusammen mit seinem Rechtsanwalt Thomas Schütz traf er sich in einem Restaurant in dem kleinen Städtchen Erkrath mit einem Mann, der sich Finck nannte und mit dem er über einen Geldtransfer im Umfang von 30 Millionen Euro sprechen wollte. Finck stellte sich als Beauftragter eines Investors vor, der von der Regividerm-Creme erfahren und Interesse habe, sich an der Vermarktung des Medikaments zu beteiligen. Sein Auftraggeber sei ein Industrieller aus Aserbaidschan, der sein Geld in diverse Projekte in Deutschland und Österreich investieren wolle. Über das Projekt der B12-Creme habe ihn ein Mann namens Dr. Hartmann in Kaiserslautern informiert. Der sei von der Wirksamkeit der B12-Salbe so begeistert gewesen, dass er bei dem aserbaidschanischen Milliardär gleich Interesse wecken konnte, sich an dem Projekt zu beteiligen. Während des Gesprächs fragte sich Klingelhöller immer wieder, warum ihm der Beauftragte des Aserbaidschaners so bekannt vorkam. Irgendwo hatte er ihn schon mal gesehen. Da war er sich ganz sicher. Schließlich fiel es ihm ein. Finck war früher einmal Bankangestellter in Leverkusen gewesen und

hatte ihn in dieser Funktion das eine oder andere Mal in Geld-
angelegenheiten beraten. Aus dem Bankangestellten war also so
etwas wie der Agent eines Milliardärs geworden, einer, der dem
Erfinder aus seinem finanziellen Ruin helfen konnte. Als das Gespräch beendet war und Klingelhöller durch die nachmittägliche
Hitze zurück zum Parkplatz ging, war wieder ein Hoffnungsschim-
mer auf seinem Gesicht zu sehen.

Der Investor, so hatte Finck versprochen, würde schon in den
nächsten Tagen das Geld auf ein besonderes Konto überweisen.
Mit einem Kontoauszug als Kapitalnachweis könnte man dem Patentinhaber beweisen, dass tatsächlich genügend Geld vorhanden
sei, um die Patente zu kaufen. Dann bräuchten sie nur noch einen
Kaufvertrag mit Rüdiger Weiss abzuschließen. Und weil das gesamte Geschäft wegen seiner persönlichen Insolvenz nicht von
Klingelhöller selbst gemacht werden durfte, planten sie, es über
eine Firma abzuwickeln, die sie in der Schweiz gründen wollten.
Aber würde Weiss überhaupt noch verkaufen wollen? Seit dessen
letzter schriftlicher Zustimmung war über ein halbes Jahr vergangen. Klingelhöller und sein Partner hatten sich seitdem nicht mehr
bei ihm gemeldet. Und Klingelhöller wusste nicht, was sich bei der
Regeneratio GmbH in Remscheid inzwischen alles getan hatte.

Die TÜV-Prüfung

Rüdiger Weiss hatte sich kundig gemacht. Wenn er tatsächlich
die Creme auf eigene Faust produzieren und vermarkten wollte,
brauchte er neben den ca. 2 Millionen Euro zur Finanzierung der
Anlaufkosten auch noch eine sogenannte amtliche Zertifizierung.
Ein Unternehmen, das ein selbst hergestelltes Medikament verkaufen möchte, wird üblicherweise vom Technischen Überwachungsverein (TÜV) in Zusammenarbeit mit der Landesgewer-

beanstalt daraufhin geprüft, ob es überhaupt in der Lage ist und die Voraussetzungen und Anforderungen erfüllt, die Sicherheit, Eignung und Leistungsfähigkeit des Produkts zu garantieren, das vermarktet werden soll. Um eine solche Zertifizierung zu bekommen, wird ein umfangreiches Untersuchungsverfahren in Gang gesetzt, das die firmeninternen Prozesse zur Erfüllung der Anforderungen und Richtlinien bewertet. Der TÜV erwartet zum Beispiel ein ausgeklügeltes Qualitätsmanagementsystem als ein Kriterium für die Zulassung als Pharmahersteller.

Als Weiss die Regularien zur Erlangung einer solchen Zertifizierung gelesen hatte, wusste er, dass diese nur für große Pharmaunternehmen vorgesehen sein konnten. Große Konzerne verfügten über die notwendigen Abteilungen mit den entsprechenden Experten, die sich um die Fragen des Risikomanagements und um Versicherungs- und Haftungsfragen kümmerten. Die Vorschriften umfassten ganze Aktenordner, die der Unternehmer bzw. seine Angestellten nicht nur kennen, sondern auch anwenden können mussten. Wie sollte er die Voraussetzungen für die Regularien erfüllen?

Wenn zum Beispiel im Falle von Regividerm ein Patient die B12-Creme schlucken würde, anstatt sie auf der Haut anzuwenden, wäre das bisher ein Fall für Weiss' Haftpflichtversicherung gewesen. An eine besondere Versicherung für solche Fälle hatte er noch nicht gedacht. Überhaupt stieß er zum ersten Mal auf eine unübersehbare Fülle von EU-Richtlinien, unter denen sich auch eine spezielle für die »Produktkategorie Medizinprodukte für dermatologische Anwendungen für die Zertifizierung der EU-Richtlinie 93/42 EWG nach Anhang V« fand. Angesichts des zu bewältigenden Vorschriftenmaterials wurde Weiss immer klarer, was es überhaupt bedeutete, sich auf ein solches Zertifizierungsverfahren einzulassen. Aber schließlich entschied er, die Sache in Angriff zu nehmen, formulierte einen Antrag auf Zulassung als Pharmaunternehmen und schickte ihn zum Technischen Überwachungsverein Rheinland. Danach nahm er sich einige Tage frei von seinem eigentlichen Job als Immobilienmakler und lernte Vorschriften und Gesetze, Richtlinien und Regularien, Verordnungen und Verpflichtungen, um sie bei einer Anhörung vor der Landesgewerbeanstalt, einem Tochterunternehmen des TÜV, präsent zu haben. Schon ein paar Tage später bekam Weiss Post vom TÜV Rheinland, in der die »Überprüfung der Konformität des Qualitätsmanagementsystems« in einem Auditverfahren angekündigt wurde. Zwei Tage seien dafür eingeplant. Das Audit, die Anhörung, solle am 13. und 14. Juni in den Räumen der Regeneratio GmbH in Remscheid stattfinden. »Um den reibungslosen Ablauf des Audits gewährleisten zu können, (sei) es erforderlich, dass in den Organisationseinheiten (des Unternehmens) die jeweiligen Ansprechpartner gemäß Dokumentation zur Verfügung stehen«, hieß es in dem Schreiben, das der TÜV am 3. Juni 2009 nach Remscheid geschickt hatte.

Dr. Christian Röder, der von den Prüfbehörden TÜV und Landesgewerbeanstalt beauftragte Auditor, staunte nicht schlecht, als er zum ersten Mal in dem »zu prüfenden Firmengebäude« mit Rüdiger Weiss zusammentraf. Ein solch kleines »Managementsystem« in einem Pharmaunternehmen war ihm bislang noch nicht untergekommen. Die Regeneratio Pharma GmbH bestand aus gerade mal drei Büroräumen, in denen eine Sekretärin, ein Praktikant und der für alles zuständige Chef saßen. Er sei wohl so etwas wie eine »Eier legende Wollmilchsau«, rutschte es dem Prüfer heraus, nachdem Weiss ihm versichert hatte, dass er für alle anstehenden Aufgaben der Regeneratio Pharma GmbH zuständig sei. Aber er sei gut vorbereitet und habe Partnerfirmen, die für die Produktion der Creme und deren Vertrieb schon vertraglich verpflichtet seien. Falls er die Zertifizierung erhalte, stehe einer Vermarktung nichts mehr im Wege – abgesehen von dem Geld, das er zur Produktion der Creme und ihrer Markteinführung vorschießen müsse. Geld, von dem er auch noch nicht so genau wisse, woher er es beschaffen solle. Zwei Tage lang wurde Weiss von dem TÜV-Auditor durch die Mangel gedreht. Geprüft wurde das Ein-Mann-Unternehmen auf die Trag- und Leistungsfähigkeit seiner Geschäftsführung, soweit diese Bezeichnung überhaupt auf die Regeneratio Pharma GmbH anzuwenden war. Wie der Einkauf, die Produktion und der Vertrieb der B12-Creme funktionieren sollten, wurde Weiss gefragt, und mit welcher Unterstützung er rechnen könne. Mit wie vielen Angestellten er plane. Abgefragt wurden sämtliche betriebswirtschaftlichen Aspekte, die in einem Kleinunternehmen während des laufenden Geschäftsbetriebs eine Rolle spielen könnten. Aber Rüdiger Weiss hatte sich gut vorbereitet. Auf alle Fragen hatte er eine Antwort – und ein selbst geführtes Qualitätsmanagement-Handbuch, das QMH, das nur eines zum Ziel hatte: »die Erfüllung von regulatorischen Anforderungen für Medizinprodukte und die Gewährleistung von Sicherheit, Eignung und Leistungsfähigkeit von vermarkteten Medizinprodukten«. Gleich im nächsten Satz des Qualitätsmanagement-Handbuchs, das Weiss dem Prüfer vorlegte, hieß es einschränkend: »Aktuell ist die Vermarktung nur eines einzigen Medizinprodukts geplant: Regividerm-Creme.« Eine Forderung des Prüfers konnte er allerdings nicht erfüllen: den Nachweis eines Firmen-Organigramms. Er wüsste nicht, wie er die Organisationsstruktur seiner Einpersonenfirma überzeugend darstellen könne, ohne in Übertreibungen zu geraten, sagte er dem Auditor.

Offensichtlich schien er den Prüfer zu beeindrucken mit seiner Idee, allen Widerständen zum Trotz ein Medikament auf den Markt zu bringen. Als am Ende des zweiten Tages die insgesamt zwölfstündige Anhörung zu Ende ging, versprach der Prüfer, das Ergebnis innerhalb der nächsten vier Wochen schriftlich zuzusenden, und verabschiedete sich an diesem 14. Juni mit einem unverbindlichen »dann bis zum nächsten Jahr«. Weiss fragte sich, als

Dr. Christian Röder sein Haus verlassen hatte, was er damit gemeint haben könne. Meinte er damit, dass Weiss es im nächsten Jahr noch einmal versuchen könnte, falls er durchgefallen sei, oder war das schon ein Hinweis auf die jährlich stattfindende Routineprüfung nach erfolgreicher Zertifizierung?

Weiss musste sich nun vier Wochen gedulden, einen ganzen Monat zwischen Hoffen und Bangen um die Zulassung seines Unternehmens als Pharmafirma. Er nahm sich vor, die Zeit zu nutzen, um Partner zu finden, die ihm helfen könnten, die Produktion von Regividerm vorzufinanzieren. Im Zweifel würde er das Geld aus seinem Grundbesitz nehmen, sagte er sich. Was aber, wenn er die Zulassung nicht bekäme?

Schweizer Interessen

Am 29. Juli 2009 erhielt Weiss einen Anruf aus der Schweiz. Am Telefon war Klinikchef Professor Paul Ramseier. Ramseier gab Weiss zu verstehen, dass er immer noch großes Interesse daran habe, in Absprache mit Klingelhöller die Patentrechte zu kaufen, um das Produkt mit solventen Partnern herzustellen. Auch wolle er die 100 000 Euro nicht verfallen lassen, die er seinerzeit als Anzahlung an Weiss überwiesen hatte. Klingelhöller habe vor einigen Tagen die Klinik mit unbekanntem Ziel verlassen. Er sei in einem körperlich sehr schlechten Zustand und wiege inzwischen wieder weit über vier Zentner. Bisher habe er geglaubt, dass Klingelhöller es selbst schaffen könne, seriöse Partner für die Vermarktung der B12-Creme zu finden. Jetzt sei er zu der Überzeugung gelangt, dass ihm das nicht mehr gelingen werde. Daher wolle er jetzt selbst die Initiative ergreifen, um die Patentrechte zu kaufen und die Creme herzustellen. »Das ist jetzt aber fast zu spät«, wandte Weiss ein und erklärte dem Anrufer aus der Schweiz, dass er darauf hoffe, im August 2009 einen Anruf vom TÜV zu erhalten, der ihn selbst zum Pharmahersteller mache. Er warte nur noch auf die Zulassungspapiere und sei fest entschlossen, Regividerm auf den Markt zu bringen. Nach fast 20 Jahren Desinteresse aller Pharmakonzerne, mit denen man verhandelt habe, wolle er jetzt selbst beweisen, dass Regividerm allen bisherigen Neurodermitis-Medikamenten überlegen sei. Zurzeit sei er zum ersten Mal in Kontakt mit einem – zugegebenermaßen – kleinen Unternehmen, das ihm bei Produktion und Vertrieb der Creme helfen wolle. Wenn Ramseier aber tatsächlich noch Interesse an dem Projekt habe, müsse er sich beeilen. Ansonsten würde er von seinem Vorhaben nicht ablassen und alles dafür tun, dass die Creme bald zu kaufen sei. Das Telefongespräch endete mit der Verabredung, dass Ramseier so schnell wie möglich nachweisen würde, dass er genügend Geld hätte, um die Patente zu kaufen, und zudem garantieren könne, Regividerm auch herstellen und vertreiben zu können. Dann stehe dem Kauf nichts entgegen. Weiss hatte gerade den Hörer aufgelegt, als es ein zweites Mal klingelte. Auf dem Display seines Telefons erkannte er, dass auch dieser Anruf aus der Schweiz kam. »Herr Professor Ramseier?«, fragte Weiss. »Nein, Zeisel hier«, klang es aus dem Hörer. Dr. Hans Joachim Zeisel war der Verwaltungsratschef der Schweizer Firma Salt of Life International AG, ein Unternehmen, von dem Ramseier in dem Telefonat mit Weiss berichtet hatte; Salt of Life würde ihm vielleicht bei der Markteinführung von Regividerm helfen. Die Firma stellte in der Schweiz Naturprodukte auch im Bereich Dermatologie her. Die bisherigen Gespräche der beiden Männer hatten sich schon um die zukünftigen Anteile am Regividermgeschäft gedreht.

Die Vorschläge schienen plausibel und fair. Zeisel machte es kurz: Wenn Weiss seinen Vorschlägen zustimmen würde, könnte es in ein paar Wochen zu einer Zusammenarbeit mit seinem Unternehmen kommen. Er sei von Regividerm überzeugt und wolle alle Kosten bis zur Markteinführung übernehmen. Über Einzelheiten müsse man sich natürlich noch unterhalten. »Aber wenn Sie wollen, haben Sie ab jetzt einen fairen Partner, der Ihnen garantiert, dass es Regividerm bald zu kaufen gibt. Wir einigen uns auf fifty-fifty, und die Patentrechte bleiben bei Ihnen«, sagte der Mann aus der Schweiz. Weiss war für einen Moment sprachlos. Sollte dieser Anruf etwa bedeuten, dass die bisher so erfolglosen Verhandlungen endlich ein Ende hatten? Meinte es der Mann aus der Schweiz mit der »fairen Partnerschaft« wirklich ernst? Bei den Pharmamanagern, die er bisher kennengelernt hatte, war von Fairness und Partnerschaft nie etwas zu spüren gewesen. Auch wenn die Fassade der Freundlichkeit immer aufrechterhalten worden war. Am Ende aller Gespräche mit den Vertretern von Pharmaunternehmen hatte er ausnahmslos das Gefühl gehabt, belogen worden zu sein. Sollte das diesmal anders sein? Für einen Moment spürte Weiss fast so etwas wie Euphorie, fast einen Triumph gegenüber »Big Pharma«, wie er die Branche gelegentlich nannte. Die alte Skepsis kam wieder. Was Zeisel wohl mit Einzelheiten meinen würde, fragte er sich und nahm sich vor, es herauszufinden. Man verständigte sich auf ein Treffen Ende August. Dann würde er auch die Zertifizierung zur Herstellung von Medikamenten haben, dachte Weiss. Und die würde seiner Position in den Gesprächen nur nutzen, nach dem Motto: Im Zweifelsfalle mache ich es selbst.

Zertifikat für eine »Pissbude«

Was auch immer an Verhandlungen auf ihn zukäme, Weiss hatte sich vorgenommen, die B12-Creme in jedem Fall auf den Markt zu bringen – und wenn er sie über einen Internetladen an die Patienten verkaufen musste. »Ich werde das kleinste Pharmaunternehmen in Deutschland haben«, sagte er sich. Im Vertrauen auf die Zertifizierung seiner »Pissbude«, wie er seine Firma selbstironisch bezeichnete, erkundigte er sich nach den Preisen für die Rohstoffe zur Herstellung der Creme und fand dabei natürlich nur eine einzige Quelle. Vitamin B12 konnte man in ganz Europa ausschließlich bei einem einzigen Unternehmen kaufen: bei Sanofi-Aventis. Das französische Unternehmen gehörte zwar zu den Konzernen, die ihr Desinteresse an der Herstellung der B12-Creme geäußert hatten. Aber auf dem B12-Markt selbst hatte sich das Pharmaunternehmen längst eine starke Position gesichert. Wer auch immer in Europa Cyanocobalamin brauchte, traf zunächst immer auf Sanofi-Aventis. Sonst gab es nur Anbieter in Indien und China. Weiss fragte also bei Sanofi-Aventis nach dem Preis für ein Kilogramm B12. Insgesamt sieben Kilogramm wollte er für den Anfang kaufen, um die Creme in einer ersten Charge herstellen zu lassen. Prompt erhielt Weiss aus der Frankfurter Niederlassung ein Angebot: Sieben Kilogramm Cyanocobalamin würden für 56 000 Euro frei Haus geliefert. Mit so viel Geld hatte Weiss allerdings nicht gerechnet. Dass B12 nicht billig sein würde, war ihm schon klar. Aber für ein Gramm acht Euro bezahlen zu müssen, empfand er als ungerechtfertigt. Er entschloss sich, nach günstigeren Quellen zu suchen. Irgendwo musste doch ein Lieferant zu finden sein, der den Preis unterbieten konnte. Er erinnerte sich an einen Mann, der einmal als Vertriebsleiter für Vitamine in einem großen Unternehmen gearbeitet hatte und den Überblick haben musste. Weiss rief den Mann an, der inzwischen Rentner geworden war, aber den Vitaminmarkt offensichtlich noch gut überblickte. Denn er bestätigte die starke Marktstellung von Sanofi-Aventis und versprach, sich nach anderen Lieferanten umzuschauen. Tatsächlich konnte er ein paar Wochen später das Angebot eines Herstellers im chinesischen Shanghai einholen. Und das lag bei nicht einmal der Hälfte dessen, was Sanofi-Aventis verlangte. Trotz der Kosten für den Transport von China nach Deutschland lag das Angebot bei 27 650 Euro für sieben Kilogramm B12.[90]

Ende August traf bei Weiss auch die Zertifizierung des TÜV ein. Er hatte es tatsächlich geschafft, als Ein-Mann-Betrieb die Zulassung zur Führung eines Pharmaunternehmens zu bekommen. Im Vertrauen darauf hatte er in der Zwischenzeit einen Auftrag zur Herstellung von Kunststofftuben erteilt. Die grafische Gestaltung des Aufdrucks »Regividerm« hatte er sich selbst ausgedacht. Weiss machte Ernst. Und egal, ob er jetzt noch Partner gewinnen würde, die ihm einen Teil der Kosten für Herstellung und Vertrieb abnehmen würden, er würde in jedem Fall versuchen, die Produktion der B12-Creme mit ein paar Zigtausend Tuben anzukurbeln. Weitere Prüfungen waren jetzt nicht mehr nötig, da Weiss sich entschlossen hatte, Regividerm nicht als rezeptpflichtiges Medikament, sondern als Medizinprodukt einstufen zu lassen. Herstellen sollte das Produkt die Firma in Süddeutschland, die bislang die Regividerm-Proben produziert hatte. Jetzt wollte Rüdiger Weiss ein paar Kilo Cyanocobalamin kaufen und das Pulver zusammen mit Tuben und Verpackungen zu der Firma schicken, um die erste Serienproduktion zu starten. So jedenfalls war sein Plan.

Erzwungenes Ende eines B12-Versuchs

Karin Neuman hatte die B12-Creme über drei Monate ausprobiert, als sie im Februar 2009 erneut ihren Hautarzt aufsuchte. Die rosafarbene Salbe war ihr ausgegangen. Die Menge, die ihr zur Verfügung gestellt worden war, hatte längst nicht für alle betroffenen Körperstellen gereicht. Im Wesentlichen waren es Gesicht, Hals und Arme, die sie mit der Salbe behandeln konnte. Sie wusste, dass die Behandlung nur eine begrenzte Zeit dauern würde, hoffte aber, dass der Arzt ihr vielleicht noch einmal ein oder zwei Dosen geben würde. Der Dermatologe erkundigte sich zunächst nach ihren Erfahrungen:

»Die Haut ist viel glatter geworden«, sagte sie. »Was heißt viel glatter geworden? Sie ist superglatt geworden. Sie juckt nicht mehr. Das habe ich von Anfang an gemerkt. Der Juckreiz ging ganz schnell weg, und jetzt sieht man auch, wie sich die Haut allmählich regeneriert. Wenn man sich das zum Beispiel anschaut …«, die Patientin schob den Ärmel ihrer Bluse hoch und zeigte dem Arzt ihren rechten Arm, »dann bin ich damit sehr zufrieden. Damit kann ich ganz entspannt leben.« Der Arzt schaute sich die Haut vor allem an jenen Stellen an, die vor Beginn der Behandlung noch rissig und blutig gewesen waren: die Innenseiten der Handgelenke und Armbeugen. Jetzt waren sie geschlossen. Die Spuren der seit Jahrzehnten andauernden Neurodermitis waren auch an den behandelten Armen Karin Neumanns noch zu erkennen, aber die blutigen Entzündungen waren verschwunden. Der Arzt sagte ihr, dass der Versuch jetzt zunächst abgebrochen werden müsse. Karin Neumann hielt für einen Moment ihren Kopf gesenkt. Die Enttäuschung war ihr anzusehen: »Ich würde jetzt so gerne auch mit den Beinen beginnen. Da sieht man deutlich, dass sie noch um einiges schlechter sind. Das ist für mich jetzt schon ein herber Rückschlag.«

Beim Verlassen der Praxis dachte sie darüber nach, wie sie in Zukunft ohne die Salbe auskommen sollte. Sie nahm sich vor, regelmäßig in den Apotheken nach einem neuen Mittel gegen Neurodermitis zu fragen. Einige Wochen nach dem Abbruch des so vielversprechenden Versuchs mit der B12-Creme stellte sich heraus, dass der Anteil des entscheidenden Wirkstoffs in dem Avocadoöl, die Menge des Vitamins Cyanocobalamin, eigentlich zu gering gewesen war, um die gewünschte Wirkung zu erzielen. Karin Neumann hatte über drei Monate eine Creme genommen, deren B12-Anteil bei nur 0,04 Prozent gelegen hatte. Ein Fehler, der bei der Anrührung der Rezeptur entstanden war und erst kurz vor Ende des Versuchs bemerkt worden war. Die klinischen Studien waren immer mit einem Vitaminanteil von 0,07 Prozent durchgeführt worden. Trotz der zu geringen Menge aber hatte die Creme bei Karin Neumann in einem Maße gewirkt, wie sie das bisher noch bei keinem anderen Produkt erlebt hatte.

Endspurt oder Sackgasse?

Am 22. September 2009 gehörte das Haus in der Wuppertaler Eintrachtstraße nicht mehr Karsten Klingelhöller. Ein Wuppertaler Kreditinstitut hatte es zusammen mit einigen Gläubigern zwangsversteigern lassen. Für den Zuschlag von 431 000 Euro wechselte das Haus den Besitzer. Klingelhöller selbst befand sich seit einigen Monaten nicht mehr in der Schweiz, sondern hatte das Land wieder verlassen und in einer norddeutschen Stadt vorübergehend Unterkunft gefunden. Sich in Deutschland aufzuhalten war für ihn nach wie vor nicht ohne Risiko. Denn er wurde immer noch von Rudolf Ernst gesucht, dem vom Amtsgericht beauftragten Insolvenzverwalter, der endlich das Insolvenzverfahren eröffnen wollte. Ernst hatte Klingelhöllers neuen Aufenthaltsort auch mithilfe einer Postsperre bisher nicht herausfinden können. Der Anwalt ahnte nicht, wie verzweifelt der Erfinder nach wie vor einen Investor suchte. Seit den Treffen in Erkrath und jenem in dem Tagungshotel an der Autobahn A46 war in ihm die neue Hoffnung entstanden, dass er die notwendige Summe noch Ende des Jahres bekommen würde. Spätestens Anfang Oktober, so hatte ihm der Beauftragte des Investors versprochen, würde das Geld zur Verfügung stehen. Um sein Elternhaus vor der Zwangsversteigerung zu bewahren, war dieser Termin allerdings schon zu spät gewesen.

Ende September kaufte Patentbesitzer Weiss eine ausreichende Menge des kristallinen purpurfarbenen Pulvers, um damit etwa 28 000 Tuben B12-Creme herstellen zu lassen. Die Kalkulation ergab, dass der Verkaufspreis pro Tube Regividerm zwischen 20 und 30 Euro betragen müsste, wenn sie in der Apotheke zu kaufen wäre. Er hatte das Vitamin zum Schluss doch bei Sanofi-Aventis, dem einzigen Anbieter in ganz Europa, kaufen müssen. Es aus China zu importieren, stellte sich vorerst als zu kompliziert heraus. Reinheitsgebote und Zertifikate hätten von den europäischen Behörden bestätigt werden müssen. Die Verhandlungen mit dem Schweizer Unternehmer Hans-Joachim Zeisel waren inzwischen konkretisiert worden. Zeisels Firma wollte den Vertrieb übernehmen, also für den Weg vom Produktionsort zu den Apothekenregalen verantwortlich sein. 28 000 Tuben à 150 ml – angesichts von Millionen Neurodermitikern und Psoriasis-Patienten nicht mehr als ein kleiner Anfang. Dennoch, eine solche Menge war bisher noch nie produziert worden. Über vier Tonnen B12-Creme würden in den nächsten Monaten in dem bayerischen Abfüllunternehmen hergestellt werden.

Am 2. Oktober 2009 hatten Karsten Klingelhöller und Professor Ramseier immer noch keinen Kapitalnachweis eines Investors, um die Patentrechte zurückkaufen zu können.

Ausblick

Die weltweite Wirtschafts- und Finanzkrise hat der pharmazeutischen Industrie offensichtlich nicht viel anhaben können. Anders als die übrigen Industriebereiche verfügt die Pharmabranche über eine immense Finanzkraft. Die gewaltige Übernahmewelle, die Anfang 2009 in Gang kam und immer noch anhält, zeugt von der Finanzstärke und ist zudem ein Hinweis auf die zunehmende Konzentration der Branche. Für 41 Milliarden Dollar hat der amerikanische Konzern Merck & Co. den Konkurrenten Schering-Plough übernommen. Fast zehn Milliarden Dollar konnte Merck dafür aus eigenen Rücklagen abzweigen. Weitere 8,5 Milliarden finanzierte das Unternehmen durch einen Kredit, den es trotz Finanzkrise bei der Bank J. P. Morgan Chase bekam. Zu Beginn des Jahres 2009 leitete der Pharmahersteller Pfizer den Kauf des Konkurrenten Wyeth für rund 68 Milliarden Dollar ein. Roche, das Schweizer Unternehmen, gliedert den amerikanischen Biotechnologiekonzern Genentech vollständig ein, dafür sind knapp 46 Milliarden Dollar vorgesehen. Die gewaltigen Summen stammen aus ebenso gewaltigen Gewinnen, die von den Pharmakonzernen vor allem mit patentgeschützten Medikamenten gemacht worden sind. Mit einem einzigen Präparat wie dem Cholesterinsenker »Lipitor« setzt ein Unternehmen wie Pfizer über zwölf Milliarden Dollar im Jahr um. Das Asthmamedikament »Singulair« garantierte Merck im Jahr 2008 über 18 Prozent des Konzernumsatzes. Am Dienstag, den 6. Oktober 2009 werden im Auftrage der EU-Behörden in Brüssel Büroräume großer europäischer Pharmaunternehmen, darunter auch Sanofi-Aventis und Novartis, durchsucht. Die EU-Wettbewerbskommission verdächtigt die Konzerne, Absprachen getroffen zu haben, um die Markteinführung preiswerterer Medikamente zu verhindern.

Es stellt sich die Frage, ob auch die B12-Creme einer Verhinderungsstrategie zum Opfer gefallen ist.

Die Markteinführung der Creme wäre eigentlich verpflichtende Konsequenz aus der wissenschaftlichen Erkenntnis gewesen, dass es ein neues, wirksameres und vor allem verträglicheres Mittel gibt. Mit ihrer Produktpolitik trägt die Pharmaindustrie dazu bei, dass Neurodermitikern und Psoriasis-Kranken ein Mittel vorenthalten wird.

Heilung unerwünscht? Da klingt es zynisch, wenn die Branche ihre verschreibungspflichtigen Produkte »ethische Medikamente« nennt, die »zum überwiegenden Teil für den Fortschritt bei der Behandlung von Krankheiten stehen«.[91] Ethische Medikamente aber wären die vielen Innovationen, die bisher ungenutzt im Verborgenen geblieben sind, weil sie Marktstrategien stören könnten. So wie die B12-Creme von Karsten Klingelhöller.

Die Rezeptur für die B12-Creme

Solange die B12-Creme nicht auf dem Markt ist, gibt es dennoch die Möglichkeit für Ärzte und Apotheker, sie Neurodermitikern und Psoriasis-Kranken zur Verfügung zu stellen.

Denn es gibt nach §5 Absatz 2 des Patentgesetzes und Artikel 53 c des Europäischen Patentübereinkommens »keinen Patentschutz vor medizinischen Verfahren«. Patente sollen die Ärzte nicht bei der Behandlung ihrer Patienten behindern können. Jeder Arzt kann die Creme also in der Apotheke anrühren lassen und seinen Patienten verschreiben.

Hier der Hinweis für den Arzt oder Apotheker zur Herstellung einer B12-Salbe, die nicht mehr der Rezeptur auf der Seite 4 des Patents mit der internationalen Veröffentlichungsnummer WO 94/28907 entspricht, sondern für die Zulassung als Medizinprodukt verändert wurde:

0,07 Gramm	Vitamin B12
46 Gramm	Avocado-Öl
45,42 Gramm	Wasser
8 Gramm	Tegocare PS
0,26 Gramm	Kaliumsorbat
0,25 Gramm	Zitronensäure

Anmerkungen

1 In einer Erklärung an Eides statt vom 22.02.2009 nennt Karsten Klingelhöller auch den Namen des Unternehmens. Auf Nachfrage erklärt ein Pressesprecher, dass im Konzern »keine schriftlichen Unterlagen zu einem solchen Vorgang gefunden« worden seien. In der infrage kommenden Abteilung könne man sich an ein solches Angebot nicht erinnern.

2 Ebenda.

3 Ebenda.

4 Vgl. *British Journal of Dermatology* 2004, 150, S. 977–983.

5 Vgl. ebenda, S. 977: »Conclusions Topical vitamin B12 is a new therapeutic approach in atopic dermatitis. These results document a significant superiority of vitamin B12 cream in comparison with placebo with regard to the reduction of the extent and severity of atopic dermatitis. Furthermore, the treatment was very well tolerated and involved only very low safety risks for the patients.« Mit »Sicherheitsrisiken« war die Möglichkeit gemeint, gegen Avocadoöl allergisch zu sein.

6 Vgl. Brand Eins, 09/2008, S. 111.

7 »Elidel und Protopic in der Neurodermitis-Behandlung, kortisonfrei, harmlos und bedenkenlos einsetzbar?«, S. 1 in: http://allgemeinarzt-dr-ichler.de?Mehr_ Infos: Elidel

8 Ebenda, S. 2.

9 Ebenda, S. 2.

10 Vgl. *Arzneimitteltelegramm*, Jahrgang 33, Nr. 11.

11 Vgl. Kang, Sewon, *Journal of the American Academy of Dermatology* 2001, 44, S. 58–64.

12 Das Wunder Protopic, Veronique 13.04.2002, in: http://www.neurodermitis.ch/Diskussionsrunde_5/6.html#1:

13 Novartis Austria, Medienmitteilung vom 14.10.2004, S. 1–2, http://www.novartis.at/medien/news/informationen_2004/2004_10_14_austria_schroedinger.pdf

14 Bundesinstitut für Arzneimittel und Medizinprodukte, »Protopic und Elidel: Neue Anwendungsbeschränkungen und Vorsichtsmaßnahmen bei der Anwendung – Sicherheitsbewertung bei der EMEA abgeschlossen«, 29.03.2006.

15 »Entwicklung neuer Medikamente: das Novartis Forschungsinstitut«, in: *Dialog Gentechnik*, 18.06.2003, http://www.dialog-gentechnik.at/index.php?id=110444.

16 »Methods: A prospective, randomized and placebo-controlled phase III multi-centre trial, involving 49 patients was conducted.« In: *British Journal of Dermatology*, 150(5):977–983, May 2004.

17 Stellungnahme von Pfizer Deutschland durch Michael Klein, Vice President External Affairs & Legal und Dr. Michael Warmbold, Vice President Medical, ohne Datum (2005), in: http://www.pfizer.de/unternehmen/stellungnahme_studie.htm

18 Ebenda.

19 Vgl. *Deutsches Ärzteblatt* 1999; 96(30): A-1976 / B-1671 / C-1484.

20 Vgl. AFP Agence France Press vom 30.07.2009. Zitat nach *Apotheke adhoc, Die Branche im Blick* vom 03.08.2009. Vgl. auch *Washington Post* vom 31.07.2009.

21 Vgl. *Frankfurter Allgemeine Zeitung* vom 17.12.08, Nr. 295, S. N1.

22 Ein Gesprächsprotokoll vom 08.12.2003 liegt dem Autor vor.

23 Schreiben von Schwarz-Pharma an Peter Ruby vom 31.01.2005.

24 »Wegen Gefahr einer HPA-Achsensuppression und möglichen systemischen unerwünschten Wirkungen«, heißt es in der Fachinformation, »wird Clobex Shampoo für die Anwendung bei Kindern unter 18 Jahren nicht empfohlen. Kinder unter zwei Jahren: siehe Kontraindikationen. Bei lang andauernder Behandlung mit stark wirksamen Dermatokortikosteroiden können atrophische Veränderungen auftreten (siehe »Unerwünschte Wirkungen«). In der Psoriasis-Behandlung kann die Anwendung von Kortikosteroiden mit einem gewissen Risiko verbunden sein, da es zu Rückfällen (Rebound-Effekt), Toleranzentwicklung, Auslösung einer generalisierten Psoriasis pustulosa und Entwicklung einer lokalen oder systemischen Toxizität infolge der herabgesetzten Barrierefunktion der Haut kommen kann.«

25 Vgl. Fachinformation zu Clobex.

26 Vgl. *Deutsche Presseagentur* vom 29.04.2009: »2008 etwa 135 000 neue Hautkrebsfälle in Deutschland«.

27 Im Hinblick auf den Nutzen der IgE-Antikörper kursieren unterschiedliche Meinungen. Erika Jensen-Jarolim, Professorin an der Medizinischen Universität Wien, sieht wie ihr amerikanischer Kollege Paul Sherman von der Cornell University in New York Allergien als Schutzmechanismen gegen Krebszellen. Die These wird unterstützt durch eine Untersuchung an der Universität Ottawa. Danach haben Allergiker ein um 18 Prozent geringeres Krebsrisiko. Die Autorin der Studie Michelle Turner hat 1,2 Millionen Allergiker befragt und herausgefunden, dass das niedrigere Krebsrisiko vor allem für Tumore in den Verdauungsorganen, in der Gebärmutter, im Gehirn, und auf der Haut gilt. Vgl. *taz* vom 24.07.09, S. 18.

28 Kleine-Tebbe, Jörg; Lepp, Ute; Niggemann, Bodo; Werfel, Thomas, »Nahrungs-

mittelallergie und -unverträglichkeit: Bewährte statt nicht evaluierte Diagnostik«, in: *Deutsches Ärzteblatt*, 2005, A-1965 / B-1660 / C-1564.

29 Ppb parts per billion, wobei Billion einer Milliarde entspricht. Ein ppb Öl in Wasser wäre also ein Kubikmillimeter Öl auf einen Kubikmeter Wasser. Die Einheit ppb eignet sich zur Angabe extrem schwacher Konzentrationen, mit denen sich z. B. die Umwelttoxikologie häufig beschäftigt.

30 Ionescu, John, in: *Neurodermitis*, Nr. 50, 2008, S. 31.

31 »We serve the commercial needs of business leaders, the research needs of the scientific and academic communities and the ›good practice‹ needs of healthcare professionals.« http://www.informaworld.com/smpp/informahealth-db=all

32 Growth effects of insulin and insulin analogues, Juergen Sandow, javascript:popRef('AF0001')Centre of Pharmacology, Johann-Wolfgang-Goethe-University, Frankfurt-Main, Germany, in: *Archives Of Physiology And Biochemistry*, May 2009, Vol. 115, No. 2, Pages 72–85.

33 Vgl. Kapitel Krebszellendünger für Diabetiker.

34 In der Erklärung, die dem Autor vorliegt, heißt es »Declaration of interest: The author reports no conflicts of interest.«

35 Die Gastroenterologie befasst sich mit den Erkrankungen des Magen-Darmtrakts und der mit diesem Trakt verbundenen Organe Leber, Gallenblase und Bauchspeicheldrüse.

36 OTC: Aus dem Engl. over the counter, über den Ladentisch.

37 DPA Deutsche Presseagentur, 21.12.2004, »US-Behörde warnt vor Bayer-Medikament«.

38 Vgl. »FDA-Arthritis-Beratungsausschuss bestätigt Sicherheit von Naproxen, dem Wirkstoff von Aleve«, in: Presseerklärung v. 23.02.05, Vita-Vita, Bayer HealthCare Press Portal. Vgl. auch: wallstreet online, smart house Media GmbH, 12. 05., 23.02.2005.

39 Vgl. Interview, in: *Stern* 25/2008, S. 102.

40 Zitat nach:. Nachrichenagentur AP vom 17.09.2009, Vgl. auch *Süddeutsche Zeitung* vom 18.09.2009, S. 5.

41 Mitteilung der Arzneimittelkommission der deutschen Ärzteschaft: »Aus der UAW-Datenbank«, in: *Deutsches Ärzteblatt* 2008, 105 (10), A535 / B-479 / C-467.

42 Merck KGaA:»Schwerer Nebenwirkungsfall bei Behandlung mit Raptiva«, in: *Finanzen net*, smarthouse media GmbH vom 03.10.2008.

43 Ebenda.

44 Vgl. *Deutsches Ärzteblatt* vom 20.02.2009.

45 *Pharmatimes, World news*, vom 09.04.2009: »Hal Barron, Genentech's chief medical officer, said that ›although we believe that many psoriasis patients are bene-

fiting from Raptiva, the balance between benefit and risk in the psoriasis population ... has significantly changed.«

46 http://www.raptiva.de/

47 Committee of Government Reform. Memorandum To Democratic Members of the Government Reform Committee From Rep. Henry A. Waxman Re: The Marketing of Vioxx to Physicians. May 5, 2005, www.democrats.reform.house.gov/Documents/20050505114932-41272.pdf

48 Vgl. *Frankfurter Allgemeine Zeitung* vom 11.10.2004.

49 Eine Übersicht über den Verlauf der Rücknahme bietet die folgende URL: www.democrats.reform.house.gov/story.asp?ID=848

50 Vgl. David J. Graham et al., »Risk of acute myocardial infarction and sudden cardiac death in patients treated with cyclo-oxygenase 2 selective and non-selective non-steroidal anti-inflammatory drugs.« in: *The Lancet* vom 25.01.2005.

51 Vgl. *Frankfurter Allemeine Zeitung* vom 27.06.2009, S. 23. In Deutschland hat die Finanzdienstleistungsaufsicht (BaFin) ihr Verbot von bestimmten Leerverkäufen bis zum 31.01.2010 verlängert. Damit dehnte die Aufsichtsbehörde am Freitag in Frankfurt ihr Verbot ungedeckter Leerverkäufe wichtiger Finanzwerte bis ins neue Jahr hinein aus. Mit ihren Verfügungen vom 19. und 21.09.2008 hatte die BaFin erstmals das sogenannte Naked Short Selling untersagt.

52 Die Verhandlungen über die B12-Creme hatten in einer Zeit stattgefunden, in der Merck & Co. staatsanwaltschaftliche Ermittler in den Firmenräumen hatte. Die Untersuchungen betrafen ausgerechnet den Geschäftsbereich des Konzerns, der mit dem Vitaminhandel beschäftigt war. Merck wurde vorgeworfen, mit anderen Pharmakonzernen wie Roche, Aventis, Solvay und BASF Preisabsprachen bei Vitaminen getroffen zu haben. Es seien »die schlimmsten Kartelle gewesen, gegen die die Europäische Kommission jemals ermittelt hat«, sagte damals Mario Monti, der in Brüssel für Wettbewerb zuständige EU-Kommissar. Aufgrund von geheimen Absprachen hatten die Unternehmen höhere Profite erzielen können, als es bei einem echten Wettbewerb möglich gewesen wäre. Die Preisabsprachen bezogen sich auf die Vitamine A, E, B1, B5, B6, auf Betacarotin und Vitamin C, also Substanzen, »die wesentliche Bestandteile der Ernährung sind und als solche unabdingbar für ein normales Wachstum und ein gesundes Leben«. Das wog bei der Beurteilung der Kartelle besonders schwer. Roche wurde mit einem Bußgeld von 462 Millionen Euro bestraft. Merck musste eine Geldstrafe von 9,24 Millionen Euro bezahlen.

53 Die Studie mit 130 000 AOK-Patienten wurde vom Institut für Qualität und Wirtschaftlichkeit im Gesundheitswesen durchgeführt. Das Krebsrisiko erhöhte sich mit der Höhe der täglichen Dosis. Vgl. *Süddeutsche Zeitung* vom 28.06.2009.

54 *Der Spiegel* 27/2009, S. 105.

55 Der Briefwechsel zwischen Sanofi und dem IQWiG ist dokumentiert auf der Internetseite von Sanofi-Aventis: http://www.sanofi-aventis.de/live/de/de/layout. jsp?scat=3D5A1F31-DE65-4627-A7FB-9B49C162FC58

56 *Der Spiegel* 27/2009, S. 105.

57 Shuklas, Ashish, Insulin analogues: Analysis of proliferative potency and characterization of receptors and signalling pathways activated in human mammary epithelial cells, Diss. Heidelberg 30.01.2009, urn:nbn:de:bsz:16-opus-89912, http://www.ub.uni-heidelberg.de/archiv/8991

58 BfArM und EU-Arzneimittelbehörden bewerten Studienergebnisse zum möglichen Tumorrisiko, Veröffentlichung des BfArM vom 29.07.09.

59 Vgl. ebenda: »In den anderen Studien werden vergleichbare Daten aus der Datenbank THIN in Großbritannien (2) bzw. Daten aus mehreren Gesundheitsregistern in Schweden (3) und einer Datenbank in Schottland (4) für Patienten mit Diabetes analysiert. In einem ausführlichen Editorial wird auf den Zusammenhang zwischen Diabetes, Diabetesbehandlung und Tumorhäufigkeit eingegangen.«

60 Vgl. *Spiegel online*, Wissenschaft, vom 27.06.2009. Vgl. Veröffentlichung des IQWiG vom 26.06.2009, »Insulinanalogon Glargin steigert möglicherweise das Krebsrisiko. Daten von rund 130 000 in der AOK versicherten Diabetes-Patienten ausgewertet / Wissenschaftler von IQWiG und WIdO publizieren gemeinsame Analyse.«

61 Konzernchef Chris Viehbacher am 29.07.2009, vgl. Reuters vom 29.07.2009.

62 Vgl. *Rationale for the Expert Statement and specific recommendations*, wörtlich heißt es in der Erklärung: »The group was asked to review the new findings and offer the company scientific guidance on how to address this complex issue.« http://www.factsaboutlantus.com/docs/pdf/Expert-Statement.pdf

63 Ebenda, wörtlich heißt es: »Because the findings just published in *Diabetologia* are not conclusive, no change of current therapeutic recommendations is warranted.«

64 In der Liste werden neben Sanofi-Aventis auch genannt: Eli Lilly, Johnson & Johnson, Mankind, Novartis, Novo Nordisk, Merck, Pfizer, vgl. auch *Financial Times* vom 21.07.2009.

65 Zitiert nach: *Der Spiegel*, 27/2009, S. 106.

66 Erklärung des IQWiG vom 22.07.2009.

67 European Medicines Agency Press office London, 23 July 2009 Doc. Ref. EMEA/ 470632/2009: »Due to methodological limitations the studies were found to be inconclusive and did not allow a relationship between insulin glargine and can-

cer to be confirmed or excluded. In addition, the Committee noted that the results of the studies were not consistent.«

68 Ebenda: »Because of the limitations of the existing evidence, the Committee has requested the marketing authorisation holder, Sanofi-Aventis, to develop a strategy for generation of further research in this area. In addition the Committee is exploring possibilities for cooperation with academia to generate further information.«

69 »Sanofi-Aventis begrüßt die Stellungnahme der Europäischen Arzneimittel-Agentur zur Unbedenklichkeit von Lantus. – Auf Basis der vorliegenden wissenschaftlichen Belege hat das CHMP (Committee for Medical Products for Human Use der EMEA) entschieden, dass keine Änderungen der Verschreibungsempfehlungen erforderlich sind. – Paris – 23. Juli 2009 – Sanofi-Aventis gab heute bekannt, dass das CHMP der Europäischen Arzneimittel-Agentur (EMEA) nach einer Überprüfung der verfügbaren wissenschaftlichen Belege zu Lantus (Insulin Glargin) die Unbedenklichkeit des Produkts bestätigt und entschieden hat, dass Änderungen der Verschreibungsempfehlungen nicht notwendig sind.«

70 »Based on the currently available data, the FDA recommends that patients should not stop taking their insulin therapy without consulting a physician.« … »FDA is currently reviewing many sources of safety data for Lantus, including these newly published observational studies, data from all completed controlled clinical trials, and information about ongoing controlled clinical trials, to better understand the risk, if any, for cancer associated with use of Lantus.« 07/01/2009 – *Early Communication About Safety of Lantus (insulin glargine)* – FDA.

71 Der Chefredakteur des Fachmagazins *Diabetologia*, Edwin Gale, in: *Stern* 28/2009, S. 111.

72 Interview des Autors mit Peter Sawicki am 28.08.2009.

73 Nebenwirkungen sollen in den USA die vierthäufigste Todesursache sein. Nach Angaben der Zulassungsbehörde für Medikamente (FDA) sind es über zwei Millionen Opfer pro Jahr. Über 100 000 sterben an den »sideeffects«. Damit ist die Zahl der Todesopfer durch Nebenwirkungen bei Medikamenten höher als die Zahl derer, die an Lungenerkrankungen, AIDS, Diabetes und durch Unfälle sterben. *Geschichte der Medizin, Das 20. Jahrhundert (1945 bis heute) – Die Grenzen des Fortschritts*, von Susanne Billig und Petra Geist. http://www.wdr5.de/fileadmin/user_upload/Sonderseiten/2008/Dossier_Geschichte_der_Medizin/Manuskripte/GDM_Folge_11.pdf

74 Interview des Autors mit Lothar Schröder im August 2009, vgl. auch Manuskript der ZDF-Dokumentation *Das Pharma-Kartell* von Christian Esser und Astrid Randeroth vom 19.12.2008.

75 Vgl. *British Medical Journal* vom 01.01.2005 (BMJ 2005; 330: 7). »The US Food and Drug Administration has agreed to review confidential drug company documents that went missing during a controversial product liability suit more than 10 years ago. The documents appear to suggest a link between the drug fluoxetine (Prozac), made by Eli Lilly, and suicide attempts and violence. The missing documents, which were sent to the BMJ by an anonymous source last month, include reviews and memos indicating that Eli Lilly officials were aware in the 1980s that fluoxetine had troubling side effects and sought to minimise their likely negative effect on prescribing.«

76 Ausschnitte aus dem FDA-Video sind in dem Film *Das Pharma-Kartell*, a.a.O. zu sehen.

77 Erst nach den dokumentierten Selbstmorden entschloss sich Lilly, das Risiko in den Fachinformationen zu Prozac zu erwähnen: »Die Möglichkeit eines Selbstmordversuches ist ein der Depression inhärentes Risiko, das bis zu einer signifikanten Remission bestehen bleibt. Bei großer Suizidgefahr sollte mit der Einführung der Fluoxetinbehandlung eine besondere Beaufsichtigung dieser Patienten einhergehen.« Fachinformationen sind nicht für die Patienten, sondern für Ärzte und Apotheker bestimmt.

78 Günther Verheugen in einem Brief am 09.12.2005. Der Brief liegt dem Autor vor.

79 Das Gutachten liegt dem Autor vor.

80 http://www.dgppn-kongress.de/fileadmin/user_upload/neue_pdfs/Einladungspro gramm_final.pdf

81 Vgl. *Kölner Stadtanzeiger* vom 28.05.2009.

82 *Deutsches Ärzteblatt* vom 15.05.2009.

83 Vgl. Centre for Clinical Intervention Research, Copenhagen University Hospital; JAMA, Vol. 290, August 2003.

84 Vgl. »Selective Publication of Antidepressant Trials and Its Influence on Apparent Efficacy«, Erick H. Turner, M.D., Annette M. Matthews, M.D., Eftihia Linardatos, B.S., Robert A. Tell, L.C.S.W., and Robert Rosenthal, Ph.D., in *New England Journal of Medicine*, Volume 358: 252–260, January 17, 2008, Number 3.

85 ARD-Sendung *Monitor* vom 11.06.2009.

86 Schreiben von Schwarz-Pharma an Peter Ruby vom 31.01.2005.

87 Ablehnungsschreiben Hermal per E-Mail am 28.06.2005, 18.33 Uhr.

88 »According to the well-known toxicity of Vitamin B12 the topical use of Regividerm in Children and infants seems reasonable and safe.« In: Allgaier, C., »Safety assessment on Regividerm for the treatment of atopic dermatitis in children«, 03.04.2007, S. 6.

89 Vgl. Bauer, Joachim, *Das Gedächtnis der Körpers: Wie Beziehungen und Lebensstile unsere Gene steuern.* München 2003.

90 Das Angebot liegt dem Autor vor. Die Qualität des Vitamins B12 ist entsprechend den europäischen Vorgaben spezifiziert.

91 Ärzte- und Apothekerbank (Hrsg.), *Pharmastandort Deutschland – Von der Apotheke der Welt zum Arzneimittelimporteur?*, Studie von 2004.

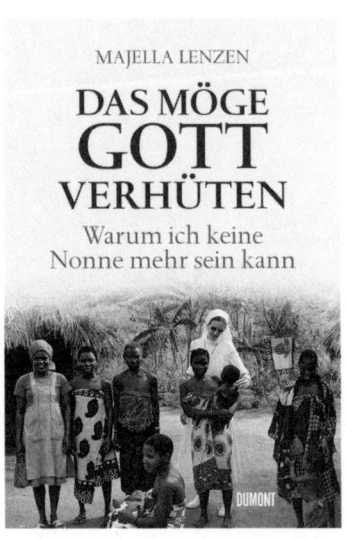

MAJELLA LENZEN
Das möge
Gott verhüten
Warum ich keine Nonne
mehr sein kann

288 Seiten, gebunden
EUR 19,95 [D] / 34,50 sFr.
ISBN 978-3-8321-9519-9

Über die Katholische Kirche
wird viel geredet und noch
mehr spekuliert, denn nur
selten können wir hinter die
Mauern des Vatikans oder der Klöster schauen. 33 Jahre war Majella Lenzen im Dienst der Kirche in Afrika tätig.
Als Provinzoberin in Simbabwe versucht sie die Ordensregeln zu erneuern und gerät in Konflikt mit der Kirche. Sie wird in eine von HIV stark betroffene Krisenregion versetzt, wo sie die kirchliche Aidsarbeit koordiniert. Als sie Kondome ins Rotlichtviertel von Morogoro transportiert, provoziert sie den finalen Skandal. Sie wird von ihrem Bischof in ein sozial prekäres Leben entlassen und von ihren Gelübden entbunden. Majella Lenzen erzählt mit Humor, Ironie und Demut von den abenteuerlichen Episoden ihres Lebens als Missionarin. Sie wankt nicht in ihrem Glauben, trotz der Ungerechtigkeit, die sie erlitten hat, sondern hofft auf eine bessere, eine aufrichtigere Kirche.

»Majella Lenzen ist eine Rebellin mit Schleier. Das Buch – teils autobiografische Reportage, teils engagierte Streitschrift – erzählt mit kühlem Zorn.« **Frankfurter Allgemeine Sonntagszeitung**

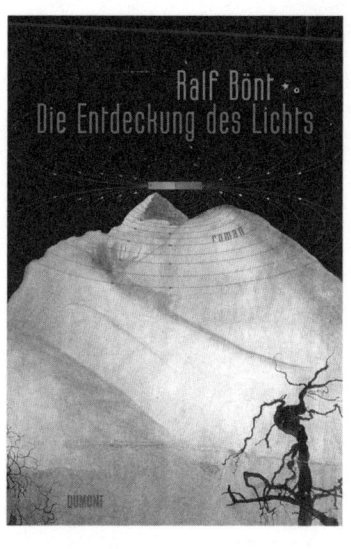

RALF BÖNT
Die Entdeckung
des Lichts

Roman
352 Seiten, gebunden
EUR 19,95 [D] / 34,50 sFr.
ISBN 978-3-8321-9517-5

Die Naturforscher Michael
Faraday und Albert Einstein
stellen sich dieselbe Frage:
Was ist das Licht? Ihre Ant-
worten verändern unsere Vorstellungen von der Welt ebenso radikal, wie sie die Welt selbst verändern.
Ralf Bönts fesselnder Roman ist eine Hymne auf die Freiheit, die
dem Denken entspringt.

»Dieser Roman, zugleich spannende Geschichte und komplexes
literarisches Kunstwerk, wird noch lange gelesen werden. Eine
Prognose, so sicher, dass sie fast schon wissenschaftlich ist.«
Daniel Kehlmann in Frankfurter Allgemeine Sonntagszeitung

»Gleichzeitig literarisch verdichtet und doch für den Laien nach-
vollziehbar. Literatur und Physik: in diesem funkelnden Roman
verschmelzen sie zu einer Kultur und der Leser darf sich nach der
Lektüre angenehm erhellt fühlen.« **Kölner Stadtanzeiger**

»Ein aufregender und anregender Roman, der Kopf und Herz aufs
Schönste zusammenbringt.« **Tagesspiegel**